这书能帮你戒烟

Nichtraucher in 120 Minuten

[德] 扬·贝克尔 / 著

邵帅 / 译

哈尔滨出版社
H.P.H
HARBIN PUBLISHING HOUSE

黑版贸审字 08-2020-040 号

图书在版编目（CIP）数据

这书能帮你戒烟／（德）扬·贝克尔（Jan Becker）
著；邵帅译. —哈尔滨：哈尔滨出版社，2020.10
ISBN 978-7-5484-5476-2

Ⅰ. ①这⋯ Ⅱ. ①扬⋯ ②邵⋯ Ⅲ. ①精神疗法—应
用—戒烟—通俗读物 Ⅳ. ①R163.2

中国版本图书馆CIP数据核字（2020）第155275号

Author: Jan Becker
Title: Nichtraucher in 120 Minuten
Copyright © 2016 Piper Verlag GmbH, München/Berlin
Chinese language edition arranged through HERCULES Business & Culture GmbH,Germany

书　名：**这书能帮你戒烟**
ZHE SHU NENG BANG NI JIE YAN

作　　者：[德] 扬·贝克尔 著
译　　者：邵 帅
责任编辑：尹 君 赵 芳
责任审校：李 战
装帧设计：异一设计

出版发行：哈尔滨出版社（Harbin Publishing House）
社　　址：哈尔滨市松北区世坤路738号9号楼　　邮编：150028
经　　销：全国新华书店
印　　刷：天津旭丰源印刷有限公司
网　　址：www.hrbcbs.com　　www.mifengniao.com
E－mail：hrbcbs@yeah.net
编辑版权热线：（0451）87900271 87900272
销售热线：（0451）87900202 87900203

开　　本：880mm×1230mm　　1/32　　印张：7.5　　字数：136千字
版　　次：2020年10月第1版
印　　次：2020年10月第1次印刷
书　　号：ISBN 978-7-5484-5476-2
定　　价：45.00元

凡购本社图书发现印装错误，请与本社印制部联系调换。　服务热线：（0451）87900278

不熟悉的领域

　　从前有一只狮子生活在广阔的草原上。草原上总是刮着大风，狮子饮水的地方也总被风吹起一圈圈的波纹，水面上映不出任何倒影。

　　有一天，这只狮子被猎人追捕，逃到了远方一处茂密的森林里，这里的树木像屏障一样挡住了大风的攻势。狮子在森林里追逐、爬树，尽情地玩耍，直到终于玩够了觉得口渴，才去找水喝。很快它就找到了一个波平如镜的小池塘，池塘里是清澈的池水，它低下头想要喝水，突然看到水面上有一只巨大的狮子，吓得赶紧退了回去——它不知道那是自己的倒影，误以为这里有一位自己的对手。为小心起见，它决定离开这里，去寻找下一处水源，但是没有找到，于是只能回到原来的地方。它紧盯着水面上那只陌生的狮子，朝着假想敌张开了大嘴巴，发出一声怒吼，但是那只狮子也做出了同样的反应。它害怕极了，开始不断尝试新的战斗方式，都不奏效。时间久了，它再也坚持不住，实在是口渴难耐，必须得喝水了，所以它又凑近了水面。不然还能怎么办呢？渴死总不是办法。啊，多么神奇，当它把嘴巴伸进冰凉清爽的池水里，另外那只狮子默默消失了。

这个寓言故事起源于古希腊，把它讲给你听是想借此给你勇气。正如故事中的狮子一样，你也可以做出同样精彩的事情：你能够离开自己习以为常的舒适区，来到不熟悉的新领域，得到新的生命体验。你要牢记自己的初心，戒掉吸烟的习惯。

你现在对这本书已经有了一个直观的了解。或许是你自己买了它，或许它是别人送你的礼物，但不论如何你才是真正打开它阅读的人，现在正在读这篇前言的人是你而不是别人。你的潜意识中会慢慢形成思路，视线和感官会受到吸引。潜意识是独属于你自己的个人助手，没有人比它更懂你。

我们的社会中流传着许多关于吸烟的言论，听起来神乎其神，实际上却并不是真相。人们对有些概念存在误解，比如吸烟的依赖性或尼古丁效应，因此烟民们就像草原上的狮子恐惧自己在水中的倒影一样，害怕戒烟会给自己带来痛苦。其实我们每个人都能很简单地做到摆脱香烟，同时不会出现任何让人不适的症状。

现在就是改变的最好时机，戒除吸烟的陋习，成为一个幸福的无烟人士，逍遥自在，开启新的生活篇章，快乐充实，每天品尝新鲜的乐趣。

或许你心中还有些怀疑，不过请你务必相信自己！只要敢于迈出第一步，那些顾虑就会像水面上倒映出的可怕狮子一样消散而去。我会一直在身边陪伴和支持你。请你逐句逐页地仔细阅读这本书，不要跳着读，这一点非常重要。请你跟着书中的内容一起做。你不会有任何损失，也不需放弃什么。也许目前对你来说戒烟是几乎不可能完成的任务，但我说的都是实话，你会惊讶地发现，这件事比你想象的要容易得多。

请你随我一起，踏入一块不熟悉的领域，认识你的新生活。

你的扬·贝克尔

目 录

Chapter **01** >>>
第二眼的惊喜：
详述尼古丁效应，了解烟瘾的产生过程，
了解戒除香烟需要怎么做

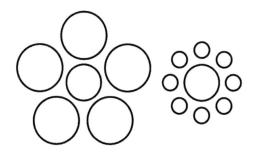

　　请你观察上面的图片，先把视线投放在两朵"花"的中心位置。你有什么看法？哪一个圆更大？左边还是右边？再花点时间仔细看，眯起眼睛，聚焦观察，然后呢？你又得出了什么结论？

　　或许你以前就见过这种视觉实验，或许你知道或预感到左右图中的两个圆一样大——它们的确是一模一样的——不过大多数人观察的结论仍然是右图中心的圆明显大于左图中心的圆。19世纪时，记忆学研究学家赫尔曼·艾宾浩斯发现了这种视觉误差，并将其命名为"艾宾浩斯错觉"。右图中小圆环绕的中心圆在视觉上看起来要大于左图中大圆环绕的中心圆，这种说法听上去很有逻辑性，但仍然无法彻底解释为什么我们仔细观察这两个中心圆，大脑在识别时还是会出现误判，甚至我们明知道这两个圆一样大还会产生这样的错觉。只有把周边环绕的圆盖住或移除，去掉引起视觉偏差的误导，我们才能正确地感知它们的本来面目：大小一样。

令人振奋的是，就在不久之前，研究人员发现了一个现象：七岁以下的儿童看这两幅图时不会出现视觉误差，他们凭本能就知道两个中心圆大小一样。年龄处于七到十岁的儿童组中大部分也不会产生错觉，再大一些的孩子会像成年人一样出现误判。出现这种现象的原因至今仍然只是推测，很有可能是因为孩子对周围的环境没有先入为主的设想，他们看待事物时没有成见，在他们眼中事物也没有伪装，他们还没有形成周边世界严格套用的思维定式。真让人羡慕呀，你是不是也这么觉得？

回到孩童时代

向你介绍这个美丽的错觉当然不是无用之笔。首先我本人对于视觉偏差很感兴趣，这与我作为奇迹创造师和催眠艺术师的工作有关，我的舞台表演就是要使人们震撼和叹服。不过我主要想让他们认识到，很多事情并不像它们表现出来的那样，从这一点来讲，我也是治疗师。就如"艾宾浩斯错觉"一样，很多人对于吸烟这件事也有一些错误的认识，我想帮助他们去除成见，正确地认知和观察，我想请他们重新审视自己多年来对于吸烟的固有看法。请你和我一起回到生命的起点，重新回到孩童时代认识世界——你的新世界，这将为你带来乐趣和收获，由此你可以按照自己的意愿塑造想要的生活，比如很容易就能戒掉吸烟的习惯。

现在我们直接开始。请重新思考一个问题：你认为戒烟这件事很难吗？如果你的答案是肯定的，那你与大多数人的意见相同。无论是不是烟民，大家都会认为只要已经开始吸烟，戒烟就会非常困难。

可事情真的是这样吗？

如雷贯耳又臭名昭著：尼古丁

拿一支香烟，把它放在科研的层面上仔细研究。一支香烟的烟雾中约有4800种化学物质，其中250多种是有毒物质，它们有些对遗传物质有损害，有些会致癌，还有一些会损害心血管系统。不过大多数吸烟者在意的只有一种化学物质，也就是我们常说的尼古丁。许多烟民认为，他们不是吸烟成瘾，而是对尼古丁上瘾。

我们所有人都听过或读过很多关于尼古丁效应的信息。尼古丁确实会对我们的身体产生影响，而且主要是大脑。人体吸入尼古丁后，尼古丁会和大脑中对乙酰胆碱起反应的受体相结合。乙酰胆碱是一种重要的神经传导物质，一种神经系统中的信使，它负责将受到的刺激从神经传递到肌肉，也在大脑不同的区域之间传递信号。并不是所有的乙酰胆碱受体都会对尼古丁起反应，只有特定的那些有这个功能，因此它们也得到了属于自己的名字：烟碱型乙酰胆碱受体。尼古丁通过这种方式对大脑形成短暂的刺激，使我们保持清醒和专注，因此很多正在读书或进修的烟民认为，若是离了香烟，实在无法将埋头苦读的学习生活坚持下去。

大脑中的魔法实验室

关于吸烟，人们还有一个更重要的普遍认识：烟碱型乙酰胆碱受体被激活时能够促使大脑中的多巴胺产量短暂地提升。

多巴胺是我们大脑中所谓奖赏系统的核心激素。多年前，人们认为多巴胺能够引起舒适感，如今的看法则是，这种信号物质在大脑中的主要工作是让人产生渴望。正常情况下（也就是说，它的产生不是由尼古丁等物质人为造成的），某些特定的刺激能够引起多巴胺的分泌，比如当饥饿的人闻到薯条的香味时，大脑受到"薯条香味"的刺激会疯狂分泌多巴胺，让人产生一种想吃薯条的渴望。等人们满足了这个愿望吃到了薯条，大脑的中脑边缘系统会对此做出反应，释放出内啡肽，作为人们听从了指令的奖励。内啡肽也被称作"快乐激素"，坊间普遍认为它是一种类吗啡物质。在其他一些情况下，比如性需求得到满足时，我们得到的奖励是另外一种让人感到放松和满足的激素——催产素。

简而言之，当我们满足了产生多巴胺的需求，大脑释放出的多巴胺会让我们感到快乐。但需要注意这重要的一点：薯条并不是幸福感产生的根源！同理，香烟和其中包含的各种物质也不是快感产生的根本原因。快感的产生是因为我们满足了身体的特定需求，它是某些行为的结果，美好的感觉正是在这个过程中产生的——它直接来自我们大脑中的"魔法实验室"。之后的篇章里我们还会对这一重要机制进行详细的说明。

人们认为，所有的麻醉剂都会以某种方式操控人体的多巴胺分泌或多巴胺平衡。这是它们的部分功效。实际上，麻醉剂会误导我们摄入对人体有害的物质，干预我们的奖励系统。多巴胺的任务本来是激发人们对于生活直接或间接所需事物及与人类物种延续有关事物的兴趣，也就是说，没有尼古丁的作用，人体也能产生多巴胺。

自然状态下，多巴胺能够激发人们对生活的兴趣，包括性欲、食欲、求知欲、母性关怀、运动热情、社交兴趣（比如帮助别人），此外还有自主的调节和放松。举个例子，经过测量发现，人在开始进入冥想状态时多巴胺分泌水平会出现上升，同样的情况还有人在发生意识流活动的时候。也就是说，当我们开始全神贯注地专心于一件事情并完全投入其中时——其实这也是一种冥想的状态——多巴胺的分泌就会旺盛起来。催眠术也是一样，因为从本质上来说，催眠同样是一种冥想，只是催眠师对人的潜意识使用了心理暗示。所有这些都会让人感到快乐，而不必使用任何麻醉剂。

当然你自己不必了解这整个复杂的心理机制，也不用知道究竟是什么让你产生了愉悦的感觉，但你需要首先弄明白一件事：想得到内啡肽的奖励，我们既不需要香烟也不需要麻醉剂。请你最好用一种非常有效同时也很简单的呼吸冥想法直接进行尝试：

· 呼吸冥想法（1号脚本）

请你先把这部分内容读完，对其进行充分的了解，这样你闭上眼也能做练习。

请你尽可能找一个安静的地方，让自己放松下来，盘腿坐在沙发上，把靠垫放在背后。在办公室里也能进行冥想，只要你有一点时间，关上门就可以做。

首先请你在对面的墙壁上找一个可以让目光聚焦的点，保持放松，深呼吸，让目光始终落在这个点上。你会发现，通过这个办法能让纷乱的思绪马上安静下来。瑜伽中也会用到这种方法：把目光锁定在一幅美丽的图画上，也就是所谓的曼陀罗绘画治疗，以便于尽快进入冥想状态。

只要心灵进入了沉静，就请你闭上双眼，开始深呼吸练习。

请按照这种方式呼吸两三分钟，或者你想做多久就做多久。

请关注呼吸的气流。

深深地吸气，然后深深地呼气。

保持安静和放松。

吸气，然后呼气。

吸气，呼气。

请你想象，积极的能量正通过鼻子吸进来。

积极的能量向上流动，流向身体的前面。

然后再正面向下流动。

填满你的胸腔，

你的双臂，

你的腹腔，

你的双腿，

直到最后连你的脚趾也注满能量。

呼气时能量从身体背部向上流动。

从脚后跟流向小腿的背面，

大腿的背面，

臀部，

背部往上，

直到最后你的头部填满能量。

再次深吸气。

（循环往复）

你难道不觉得这样特别美好吗？体验愉快的感觉流过整个身体，让压力烟消云散，感受身体逐渐放松、心灵变得宁静的过程。这项练习不仅可以激发身体中内啡肽的分泌，同时对于我们下文即将提到的自我催眠来说也是一项重要的准备工作。

人类渴望奖励

现在我们重新回到吸烟的主题。

无论是哪种香烟，人在吸烟时大脑中都会释放出多巴胺，看上去和使用了麻醉剂差不多——出于严谨，此处我使用了"看上去"这个词。由此我们提出一个假设，出现这种效果和某种麻醉剂有关，并又再次回到之前的那个说法，戒烟的过程肯定会无比艰难。这两个观点都是错误的，我们之后还会进行证明。

我并不否认吸烟会让人产生愉悦感，而烟民们会渴望这种感觉，但是它和尼古丁没有关系，所以也不必一定要通过吸烟来获得。究竟什么才是产生愉悦感的原因，需要我们进行更进一步的研究。

然而承认人们对奖励的需求对于戒除烟瘾来说非常重要，自我奖励并不是奢侈，而是必须，这种时候不用压抑。如果你感到自己需要奖励，常常就会通过吸烟得到力量。正是这个原因，本书中的一个重要内容就是讲述怎样在获得吸烟的愉悦感的同时又避免摄入有害物质。

尼古丁的效用是怎样丧失的

刚刚开始吸烟的时候，一支香烟就能够刺激大脑产生多巴胺，激活大脑奖励系统，然后人们当然会喜欢上香烟，越吸越多。最后整个事情的经过就是：人们开始吸烟，然后吸烟就会成为习惯——拿起香烟的动作和获得奖励之间产生了关联。

现在，有趣的事情发生了。随着时间的推移，受体的敏感度会降低，其作用原理是：通过吸烟摄入的尼古丁会在短期内刺激大脑产生大量的多巴胺，而为了人体内的激素始终保持平衡，大脑拥有各种巧妙的机制，其中就有消极反馈机制，它在这种情况下会发挥作用。如果多巴胺水平超过一个临界值，大脑的消极反馈机制就会给受体发出指令，降低受体的活性，避免多巴胺水平过度上升，以达到保持平衡的目的，烟碱型乙酰胆碱受体因此慢慢变得不敏感。这样一来，人们渐渐会需要摄入更多尼古丁才能达到刚开始吸烟时的兴奋感，也就是说，人们吸烟的数量会逐渐增加，从每天几支到十几、二十、三十支或更多，而吸食的每支香烟都会继续钝化吸烟者的受体敏感性，即使他过一段时间再吸——我的意思是几周而不是几年之后——增加吸烟的数量也不会有什么效果，因为受体已经变得非常迟钝了。

这一细节非常重要！

尼古丁对烟民身体的影响在几个星期后其实已经接近于无。从另一个角度说，如果吸烟者已经积习难改，甚或常年烟不离手，其实尼古丁已经基本没有什么作用了。也许早晨的第一支烟还能带来些微影响，毕竟经过一个晚上的休养，身体也得到了一点修复，但是这点影响很快会重新降至零点，在此之后，不论这一天吸多少烟，尼古丁都不会对人体造成任何影响。

请你认真地品味这句话：尼古丁对经常吸烟的人来说没有影响。

这件事听起来当然有点矛盾。既然尼古丁的影响已经消失，那么为什么人们还想一支接一支地继续吸下去呢？答案很简单，因为不久后人们的渴望会卷土重来，而吸烟已经成为一种习惯，所以烟民们都认为，不吸烟的日子没法过。

这种思维会导致身体出现紧张反应，甚至会引发颤抖，直到他们得到自己想要的"忘忧草"——即使它实际上已丧失了效力。我们这里讨论的不再是尼古丁，而是人们对于尼古丁的心理依赖，实际上这是一种非常有效的自我催眠。吸烟者们自己画地为牢，认为自己已经吸烟成瘾。刚开始时吸烟这种行为还要通过身体上的多巴胺分泌进行诱导，后来形成习惯后就成了一种心理"依赖"。我给"依赖"打了双引号，是因为这个概念其实并不完全合适，因为吸烟这件事从始至终只是一种行为习惯。

对于上面的说明，你觉得难以置信吗？

美好的生活使人们对麻醉剂自然免疫

越来越多的研究人员认为，即使是强效的化学麻醉剂，也只在和其他因素共同作用的情况下才有可能让人产生依赖。19世纪70年代的加拿大心理学教授布鲁斯·亚历山大是第一批关注此论点的人之一，他在实验后确定，当生活环境中有许多同伴、玩具、掩体和植物时，老鼠不会对可卡因形成依赖，即使它们始终都能自主选择到底是喝含有可卡因的水还是普通的水，而且它们对麻醉剂甚至是避之不及。与之相对比，对那些被关在笼子里的老鼠而言，生活中只有乏味和无聊，没有其他伙伴陪伴，也没有玩具激励，在同样有选择的条件下，它们几乎是马上选择了含有可卡因的水，并且深陷其中不能自拔。如果把这些小老鼠从"老鼠地狱"转移到"老鼠天堂"，它们很快就会戒除毒瘾。这就说明一个问题：如果环境中不缺少任何东西，它们并不需要药物让自己兴奋。

虽然人们不是老鼠，但这个实验也能带给我们一些启示。与老鼠相类似，人类的成瘾行为也很复杂，单纯地摄入某种物质并不足以成瘾——吗啡从化学成分上看就是海洛因，而海洛因是臭名昭著的高浓度毒品之一，但那些需要短期打吗啡来镇痛的病人，等治疗结束麻醉效果消散之后并不会对其上瘾。

越南的"吊诡"事实：心理预测的自我验证

顺便说一下海洛因。

越南战争时，华盛顿大学的精神病学家和教授李·奈尔肯·罗宾斯女士进行了一次大型的麻醉剂消费研究，从中得出了美国士兵们对麻醉剂上瘾的结论。

在越南战争进行期间，麻醉剂在美国士兵中大肆传播。1970年到1971年，在驻扎越南的士兵中，34%的人都会吸食海洛因，这是一种高浓度提纯版的鸦片，而不论是海洛因还是鸦片在越南都很便宜，也很容易买到。

在罗宾斯的研究中有一个让人惊喜的发现：在越南吸食海洛因或类似毒品而上瘾的士兵中[1]，回到美国后仍然对毒品有依赖的人员明显减少，只占5%。这些人仍有毒瘾主要是因为除海洛因等毒品外同时还摄入其他药物，比如巴比妥类药物或

---

1   根据突然停用后出现的戒断症状和测量药物使用频率做出判断。

安非他明，而且多数是在参加越战之前就已经开始服用了。其余95%的人回来之后，身体在短期内出现了较强的戒断症状，但等这一段时间过去，之前产生的对毒品的依赖就没有了，不用采取专门措施，戒毒戒得非常简单。

罗宾斯由此得出这样一个结论：海洛因的成瘾性并没有人们普遍认为的那么强。完成调查研究20年后，她为了检验专业期刊《Addiction》中一篇科学文章的时效性，再一次进行了调研，并得出了与20年前一样的结论。她将海洛因的成瘾性比作"心理预测的自我验证"（Self-Fufilling Prophecy），即人会给自己预测一个结论，之后因这个心理预设而自甘堕落，于是这个预测最后成真。换句话说，只有那些认为自己会长期依赖药物的人才会成瘾，没有这种心理预设就不会。当年那些士兵很有可能把使用药物当作战争中的经历，回到美国后，生活环境和在越南时完全不同，他们习惯了在某些特定的情况和环境下使用药物，回家后就没有这种要用药物的情况和环境了，所以大部分人不怎么费力就戒掉了毒瘾。

很明显，形成对药物的依赖需要更多身体素质方面的前提，而不仅是某一种影响大脑多巴胺水平的物质。如今这种观点再一次赢得了现代科学家们的关注和肯定。

哪怕是像海洛因或鸦片这种"经典"的毒品都没有强大到一定让人成瘾，香烟又怎么能让世界范围内的人们都上瘾呢？

这个问题只有一个答案：它确实不能。

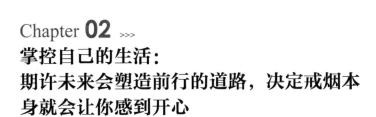

Chapter **02** >>>
掌控自己的生活：
期许未来会塑造前行的道路，决定戒烟本
身就会让你感到开心

现在请你回答一些问题。不是回答我，而是回答你自己。请你找个漂亮的本子来记录，把它当作无烟新生活的陪伴。重要的是，请你不只是在脑子里回答这些问题，而是把它们写下来。这样做会帮助你形成清楚明白的书面表达，这是一个重要的前提条件，让你能了解自己潜意识[1]中想要干什么。

此外，把想法写在纸上比只在脑中思考更能加深印象，因为大脑中负责调节手部和嘴部运动机能的神经系统互相紧挨着，手部的活动和说出的话语是直接联系在一起的，所以把内容逐字逐句地写下来能起到加深记忆的效果。请你也不要用电脑来整理问题和回答，因为敲击键盘留下的印象比手写要弱一

1　一个重要的标注：我在本书中会用到口语化的概念"潜意识"，而实际上正确的叫法是"无意识"。

些。手指敲击每一个键的触觉都是相似的，但是每个字的笔画书写、横竖撇捺都各有特色，写起来手感也完全不同，这对于我们的大脑而言是一种额外的信息，能够建立无数神经连接。

请你花点时间来回答这些问题，记好自己写了哪些内容。请不要匆忙作答，因为这些回答是你将来成为一个无烟者的思想基础，它们会帮助你做好戒烟的心理准备。

请你先营造让自己感到愉悦和放松的氛围，泡一杯香茗，播放节奏舒缓的音乐。你要为此感到自豪，因为你现在正在进行戒烟行动的第一步。

请你务必保管好记录问题和回答的本子，因为这些回答定义了你在戒烟之后的生活，它们是一种意识层面上的提醒：你之前有吸烟的习惯，但现在必须要戒掉。从这些问题中你能读出自己的进步。除此之外，你的回答也会和本书一起发挥作用：我们将在之后的章节中回顾问题中提到的方方面面，分别采取不同的措施。

现在让我们来看一下，具体是哪些问题。

七个问题

1.你一天之中要吸多少支烟？

请你写下具体每天吸多少支烟，然后算一下平均每天买烟要花多少钱，把这个数字也写下来。请你算一下每个月、每年、每十年要为这缭绕的烟雾支付多少钱，写下这个数字。请你想象一下，戒烟以后你就可以用这笔钱干其他的事情了。

2.你曾经戒过烟吗?

如果答案是肯定的，你曾经多久没有吸烟？这个问题的答案非常重要，以往的经验会告诉你，有第一次的成功，第二次也必将取得胜利！请你写下当时采取了哪些方法使你在一段时间内成功地停止了吸烟的习惯。重要的一点是：你曾经戒烟成功过，这次你也可以使用相似的方法达成长期戒烟的目标，实现它比你想象的要简单。

3.就你个人而言，吸烟的积极影响有哪些?

这个问题对长期吸烟并已经养成烟瘾的人来说有点不太寻常："吸烟对我来说还能有什么好处——除了尼古丁？"但是等好好考虑一下，肯定能发现一个或两个其他的好处。请你把自己想到的都记下来。我在这里不给你举例子了，至于原因你也能理解，因为吸烟的积极影响是完全个人化的，它对你将来制订戒烟的计划非常重要。请你抽出一点时间仔细地想一想，之后我们还会转回头来研究你对这个问题的回答。

4.我们都知道凡事有两面，对你个人而言，吸烟有哪些消极的影响？

　　和上个问题一样，请你写下能够想到的方面。比如说必须在兜里时刻准备香烟的压力、与不吸烟的朋友们产生的矛盾、早晨起来的咳嗽、高昂的花费、对身体健康的损害，还有对烟草工业的支持、烟臭味、烟草行业残酷的动物实验等。

5.你为什么想戒烟？

　　在这里需要强调一点，回答这个问题不能与第四个问题雷同！可以包含其中的部分内容，但促使我们最终下决心戒烟的根本原因往往只是其中之一。

　　这个原因可能是不想让家里的孩子们吸二手烟，或者不想给他们树立一个吸烟的形象，防止他们以后照此模仿；也有可能是不想和某个你认识的人一样，因为长期吸烟过量患上肺癌，最后痛苦地离开人世；又或许是因为看到某位同事已经戒烟成功，于是也想戒掉烟瘾；或者是因为想要省出钱买其他东西，如此种种。

6.你现在能马上停止吸烟吗？或者你是否觉得自己没法做到？

　　也许你已经做出决定要马上停止吸烟，那就请你立刻停止，不要做什么准备。如果你做不到立刻戒烟，请写下原因——为什么你认为还需要一些时间。

·灰色的猫

看第七个问题之前，我想请你做一个练习，看一下我们的注意力有多容易被诱导！

请你大声地朗读下面的句子：

夜里所有的猫都
都是灰色的。

请你读一遍、两遍、三遍。

你很有可能读作"夜里所有的猫都是灰色的"，对吗？现在请你再仔细看一遍。句子并不是这样的！它其实是"夜里所有的猫都都是灰色的"，"都"字重复了。我们觉得这句话是"夜里所有的猫都是灰色的"，因为我们知道这是句耳熟能详的英文谚语（意思是夜间一切都不引人注意），所以忽视了第二个"都"字，它从我们感官的网络中漏掉了。我们的期待决定了注意力的焦点，决定了我们能够感知到哪些信息，决定了我们能看到的事实。如果我们的期待是永远做一个烟民，将来很有可能就会如此。你的期待一定程度上就是你的将来。请你以此为认知基础，回答下面的问题。

7.你知道真正的事实到底是什么吗？

你了解周围已经存在的事物吗？比如说一些不能改变的"事实"——就像你坐的椅子或沙发，读到这里请你想想，你真正认识它们吗？

请你好好地在脑中思考，即使某些东西已经是客观事实，就像你的沙发椅或我们地球上其他所有的一切，就像这个由太阳系和许多其他星球组成的宇宙，我们认知到的事实也是由我们自己塑造的。决定我们认知的是一个充满魔力的东西，你已经察觉到了，那就是"期待"。我们期待什么，想要什么，什么就会成真，因为它会在潜意识中吸引我们的目光和注意力。

请你花些时间深入地考虑，"我是个烟民"这件事在逻辑层面上意味着什么。你的潜意识会收集一些心理暗示，证明"我是个烟民"这句话的合理性，它们会转移你的注意力，让你早晨醒来时觉得不安，并认为这是心痒难耐，想要抽支烟。生活中的许多感觉和时刻，比如想喝杯咖啡时的疲惫感，在等待乘车或聚会开始前的空闲，性行为之后的放空，你都会觉得"需要吸烟"，而每一次吸一支烟的行为又会反过来加固"我是个烟民"的意识。

如果你认为"只有吸烟我才能放松下来"或者"我只有吸烟的时候思路才比较清晰",这种想法会加强你对烟草的期待,而且会在你的意识中不断加固,于是你肯定会受到它的支配采取一些行动——拿出一支烟来。是你自己在塑造"我是个烟民"的事实。你整个人,从意识到潜意识,从身体到精神,都能收到这种信号。请你努力地去改变自己的信念,因为你才是自己的主人!

想要做自己的主人,请你先改变自己的定位!从现在开始,请你开始树立"我不吸烟"的想法并不断加固这种想法。经过长时间由内而外的洗礼,将这个想法深深植入到你的心中,然后你会在日常生活中找到不用吸烟也能放松自己,甚至比吸烟更能让自己思路清晰的方法。我们会看到,你不用吸烟也能建立起良好的生活连接,很快就能度过短暂的过渡期。

请你一定要明白,你现在正在将生活纳入自己的掌控,开始塑造一种新的"事实"!首先是有这样的意识——你已经主动选择了这本书并正在阅读它,我建议你在读书的过程中一起思考,跟着做书中的练习,尝试书中的提示,你的状态很快会发生改变,形成新的"事实"。你会成为一个放松而满足的无烟者,这种身份定位会根植在你的潜意识中,所以你在日常生活里也会自觉遵循。而开始这种转变非常简单,你只需要改变自己的想法并记住一件事:吸烟会发生哪些事情。

如果你现在还不知道要怎么开始做，那也不用担心，我会一步一步地帮助你。

有魔力的一句话

现在请你开动自己的脑筋，跟着做一个小游戏。请你想象自己打开了一扇门，然后充分发挥想象力，构思出一个小场景，想象自己是个无烟者。这件事在你的想象中已经成为既定事实。你并不是在慢慢减少自己购买香烟的数量，而是已经放弃了吸烟。是的，事情非常简单清楚：你现在是一位无烟者！你享受着每天无烟的美好生活，享受着周末和朋友们相聚的时光。如果这时有人给你递上一支烟，根本不需要犹豫该怎么做，你直接说：

"我不吸烟！"

这句简单的话非常重要，它是你作为无烟者可以给出的唯一回答。面对递到眼前的一支烟，无烟者的回答不是"不用"，因为这种反应隐隐包含着"只是现在不吸"的意思，也就是说你只是暂时不想吸烟，实际上还是有这个癖好。而回答"我不吸了"，则必须花很长时间解释自己是怎样戒烟成功的，这样大家的注意力又被引导到吸烟上去了，并认为这个人骨子里还没有形成拒绝吸烟的自觉性，不然不会使用"了"这个字眼。

请你注意不要犯上面的错误。欣赏一下你的朋友看到如此果决的态度后惊愕的目光。"我不吸烟"这句简单的话说起来干脆利落，毫无歧义，这是你作为一个无烟者的响亮回答！

如果你现在还不能说出这句话，那就以后说。

潜意识中隐藏的魔力

或许你已经思考了很久，怎么解决吸烟的问题。当你买下这本书，应该会想，那就让催眠术以及这位催眠师扬·贝克尔来帮助我戒烟吧。这个想法非常对，我在本书中会为你提供一些效果很好的催眠术练习。除此之外，我还会指导你进行自我催眠，深化你在潜意识中对自己是个无烟者的认知。

大多数人其实从未经历过催眠，很多客户在电视中见过我，于是来找我做咨询。他们最开始说的话都差不多："因为吸烟我已经生病了。扬，请你做点什么，让我把烟戒掉吧！"然而我必须要先纠正他们对催眠的误解。我不能让人们停止吸烟，也不会什么咒语，比如急急如律令什么的，那种封建迷信已经过时了。我不是用什么魔法让某个人不再吸烟，我并不是魔法师，但是这没有关系，因为每个有思考能力的人自己就有这样的魔力，即通过自己的意志改变和塑造自身状态的能力。

你已经完成了最重要的东西，为自己树立了一个目标：想要成为一名无烟者，享受更健康的生活。若有人在生活中拥有明确的目标并能将它生动形象地描绘出来，也一定会找到办法实现它。我会把这个过程展示给你看。不过你还是要自己设想一下，你在生活中必须采取哪些改变。也就是说，你成为一名无烟者后，要依靠自己的力量来处理一些外部事务，这也是你成就感的来源。你会从此摆脱让人难受的气味和陋习的束缚，摆脱你在上面第四个问题中提到的所有消极影响。成为无烟者之后，这些消极的影响都会烟消云散。请你再次尽情地想象，就像你之前做过的思维练习那样，想象"我是个无烟者"已经成为既定事实，以轻松的心情感知自己摆脱了那些由吸烟带来的负担。

决定要成为无烟者的那一刻是最重要的。没有任何人能够为你做出这个决定，也没有人可以强迫你——你的医生不能，伴侣不能，烟盒上那些吓人的文字不能，我也不能。只有你自己能够迅速地做出决定，从此之后再不吸烟，这是你自己的自由意志。

只有你才有可能将自己塑造成无烟者。你要知道决定有多神奇。决定让人幸福！这不是一句没有来由的空话，而是已经通过了科学印证。美国纽华克市罗格斯大学的神经学家毛利西奥·迪尔加多用简单的计算机游戏做过一次实验，参加实验的人们可以通过赌钱游戏赢取赌金。当他们决定好要点击屏幕上的哪个符号时，大脑中的奖励系统就已经开始运作了，不论最后是不是赢了游戏都无所谓。只要他们能够独立地做出决定，就会产生一种愉悦感，而如果不能自己做决定，那么即使参加者在游戏中赢了一大笔钱，也不会感到开心。

决定让人快乐，因为它证明我们的生活正在自己的掌控之中。

大步迈入美好未来：我是无烟者

现在我想向你展示一个催眠小练习，你可以借助它做出决定，成为无烟者，并深化潜意识中的自我认知。即使你对上面的第六个问题——你是否已经做好马上停止吸烟的准备——的回答是"不"，也请你跟着一起来做。请你想象自己已经来到了未来决心要戒烟的某一天，或者你先暂时尝试不吸，但是随时都可以再吸。我不是开玩笑，不要强迫自己做任何事，这一点非常重要，因为我们都知道强制的结果往往是适得其反。

这个催眠练习的第一步是使用经典的归纳法——催眠术导入的方法；第二步则来自你的信念，你强烈的意志："我决定了，要做个无烟者！"

在归纳法中，艾尔曼归纳法尤为出色。人们在19世纪

50年代就验证了它的有效性，很多牙医或其他医生都成功地将其应用于实践，帮助那些完全不能使用麻药的病人来减轻疼痛。

艾尔曼归纳法的创造者是戴维·艾尔曼，他八岁时曾经见证了家中一位朋友完成这种"奇迹"的整个过程——用催眠术帮助艾尔曼身患癌症的父亲摆脱了疼痛的折磨。从那一刻起，艾尔曼就开始对催眠术着迷了。不过在将这份热情转化为职业之前，他先是成了音乐家、作曲家、诗人、著名的广播主持，很长一段时间，催眠术更多是作为他的一项爱好而存在，直到1948年的某一天。当时他在主持一档义务演出的广播节目，节目是直播形式。在演出马上就要开始的时候，艾尔曼才得知节目的嘉宾不能到场，为了救场，他表演了催眠。演出结束后，艾尔曼被在场的医生们包围了，他们请求他把刚才展示的催眠术教给大家。

艾尔曼归纳法之所以如此神奇，是因为它非常简单快捷，不过它奏效的前提是被催眠的人没有此类经验。如果人们阅读了下文中的催眠文本，也就是说带有目的性地使用催眠术，可能根本就不会相信这种办法能让人陷入昏睡状态，但是它的确会发生：你的身体会直接听从想象力的命令，"仅仅是"想象出来的东西也会明确地变成现实。

这是一种令人惊讶的体验，而且影响很大，因为它指出了潜意识的存在：这里所说的都是真的！要说的所有东西也都会成真！因为你的潜意识被打开了，对归纳法中的暗示会不假思索地接受。牙医用于麻醉病人的暗示当然与此不同，但原理都是一样的。

请你先阅读下文中关于归纳法的文本。先不看说明实施一遍，这样会帮助你整理思路，把要做的事情内化于心。[1]

· 戴维·艾尔曼归纳法（2号脚本）

闭上眼睛。

想象眼睛周围每一块微小的肌肉都完全地放松下来。

然后全身所有的肌肉都放松下来，变得柔软。

深化这种想象。

现在眼部周围的肌肉已经放松到了最大程度。

放松到你的眼皮都已经无法睁开。

甚至等一会儿你尝试睁眼的时候都睁不开。

继续沉浸在无边的放松状态中。

现在试着抬一下眼皮。

你的眼睛会一直闭着，不过你不用担心，最后我们会用

1　归纳法与其他能够为你提供帮助的仪式和提示，以及所有你能够完成的各种目标，都能在我的书《你能做到心想事成：催眠的艺术》中找到详细说明。

相同的办法让它恢复正常。请你想象眼周的肌肉正在恢复力量。获得了这样的提示之后，眼睛就会马上睁开。

这里是"使用说明"：如果要实施归纳法，请你闭上眼睛，想象自己处在上面所说的放松状态中。深吸气，深呼气，只要眼皮还"粘"在眼睛上，就请你不断地练习，最好大声念出你的信条：

"我已经决定了，不吸烟！"

接下来请你想象，眼部周围的肌肉重新恢复力量，然后睁开眼睛。

看吧，一切都很简单。如果你心中感受到强烈的抵触，说明上面的话还没有走入你的内心，请尝试下面的这种表达方式：

"每一天我都在改变，我正在渐渐变成一个不吸烟的人！"

这个句子是由埃米尔·库埃的一句著名暗示改编来的。库埃是自我暗示之父，他本来是一名药剂师，生活于100多年前的法国，也是最早描写和利用安慰剂的人之一。对来到药店的每个病人，库埃都会对他进行如下暗示：每一天，在每个方面，我都在变得越来越好。他建议病人每天早晨和晚上都要大声地重复这句话，通过听觉帮助潜意识中的印象深化。这种表达能够绕过病人心中的抵触感，因为它不是在断言一个既有的状态，而是描述了从一个状态到另外一个状态的转变。同样的道理，如果你在心理上暂时接受不了"我不吸烟"的设定，那么可以用"每一天我都在改变"来帮助自己走出瓶颈。

你认为哪种表达更适合自己就使用哪种表达，用哪句话都无所谓，都能达到这项小练习叫人不可思议的效果。但是请注意，请把这句暗示变成你的祷告词。你需要每天早晨最先想到的是它，每天晚上在床上合眼入睡之前想的还是它，若在想之前使用艾尔曼归纳法，还能加深心理暗示的影响。

开始戒烟后，你会有许多要做决定的时刻。你需要一再地下定决心，告诉自己"我不吸烟"。一天天过去，这种认知会变得越来越自觉，你自然就会养成不吸烟的习惯。到后来，你根本都不必考虑，而是自动就会拒绝吸烟，新的事实就成功建立了。

或许现在你还无法完全感受到这种状态，或许你还不能完全放弃香烟，但是你已经走出了重要的第一步。现在你要做的，就是继续走下去。

Chapter **03** >>>

最好别禁止人们吸烟：
为什么禁烟不是什么好主意？为什么时间久了意志力也不管用，吸烟者的肺部照片也无法让人长期警醒，就连尼古丁贴片也不能解决最终问题？

一个人想要戒烟可以有很多积极的理由，这点连孩子都知道，但是在你的生活中，戒烟只需要一个决定性的理由——你自己的理由。这个理由让你做出戒烟的决定，而它取决于一个问题：你为什么要吸烟，或者说为什么直到现在你还在吸烟？每次点燃一支香烟的时候，你会得到哪些东西？

我会帮你分析真正能够推动你戒烟的个体化原因。刚开始时要找到这个原因或许并不容易——许多年以来，人们一直相信吸烟只是为了摄入尼古丁，除此之外不必去研究其他理由。但只有找到真正能够打动你的理由，你才能成为无烟者，并一直保持不吸烟的习惯，否则的话，也许你能够通过强大的意志力控制自己在一段时间内暂时停止吸烟，但最后思想上还是会回到吸烟的老问题上来，这是因为你是出于外部的压力，由于良心不安才强迫自己戒掉吸烟习惯的。

在这方面，我曾经读到过一个非常有趣的案例。

人们把孩子们逐一请进房间里，房间里有各样不同的玩具，其中包含了一个机器人，它上面写着"这个你无论如何都不能玩"，同时在房间中播放这句话，然后把孩子单独请进房间里。你认为会发生什么样的事呢？是的，孩子一旦逃脱观察者的视线，就马上奔往那个"被禁止的"玩具，把其他的玩具都丢在一旁。不过如果人们和这个孩子说："这个机器人不是很好玩，看这里……"他很有可能就会把机器人抛在脑后了。

禁令的失败属性

你知道吗？我们所有人在内心中都还是孩子，想去试探事物的界限，不喜欢被禁止去做什么事情。我们都知道"挑战反应"，而且我们都了解那种想去挑战禁令的想法。我们本来不会对某些东西感兴趣，但是禁令会让它们充满了刺激性——只是因为它被禁止去做。无论这个禁令是来自别人还是我们自己，都会有这个效果。

努力尝试去戒烟的人会严格地告诉自己："我不能再吸烟了，因为……"这样就唤醒了潜意识中名字叫"尽管"和"叛逆"的两个小人，于是潜意识中会出现这样的对话："注意！主人有些东西要被拿走了，我必须阻止这件事！"此后你的潜意识会想尽一切办法阻止你的计划，不论戒烟对你的长期健康而言是好事还是坏事。相同的道理，节食一般来说也很难获得长期的成功。禁令代表了消极的动机，其力量是薄弱的——潜意识总会找机会去挑战禁令中不允许做的事情。

如果真想成功戒烟，必须靠内在的驱动而不是外部的禁令，而你的潜意识也必须理解，通过改变能够赢得一些特别美好的东西。

请你不要再把吸烟的理由单纯归结为尼古丁作祟，并以这个认识作为开始的起点。请仔细回忆，在第一章中我曾经解释过哪些内容？这种化学成分虽然能够通过刺激大脑中的某些特定受体来促使吸烟成为一种习惯性行为，但是过一段时间之后，如果仍然经常吸烟，尼古丁的作用就不怎么明显了，所以尼古丁不是（持续）吸烟的理由。如果尼古丁真的能让人产生依赖，那些曾经试过吸烟的人肯定会对它立刻上瘾，而这肯定不是实情：在德国约有25%的成年人都在吸烟，但曾经有一段时间，这个比例是现在的两倍。由此可见，并不是所有人都吸烟成瘾，一个人会喜欢吸烟，必定有摄入尼古丁之外的其他原因。

我知道，让人们认识到自己的烟瘾并不是受尼古丁的控制很难。为了让你能够打开思维接受这个新的认知，我想从另外一个角度再为你解释一下，为什么尼古丁不是吸烟成瘾的罪魁祸首。

为什么患病的危险不能对吸烟者起到震慑作用

我对客户们不会进行长时间的说教，告诉他们吸烟对健康有哪些危害——他们对这些信息已经了解得够多了，但是几乎没有人会因为害怕患上肺癌、血栓或静脉曲张而停止吸烟。吸烟可能会致死的信息，甚至自己因为吸烟而患病的经历，都不足以让一个烟民停止吸烟。每个星期我都会见到很多因为吸烟而患病的人，他们在每天的生活中都被病痛所折磨，但他们还是会继续吸下去，甚至有很多得了肺癌的人仍然还是烟不离手。他们认为是"烟瘾"让自己走到这步田地，但还要拖着静脉曲张的身体坐在医院的轮椅上吞云吐雾。

然而也正是这些人，这些因为生了重病承受着疼痛而被迫陷入被动境地的人们，也从吸烟这件事中得到一些重要的东西，不过并不是尼古丁。到底是什么呢？之后我们还会再讨论。

这些人当然很想恢复健康，但是相对于戒烟而言，预防生病只是一个微弱的动机，因为这个动机是消极的。消极的动机都有一个共同点，即人们不能立竿见影地得到好处。也就是说，人们要先失去一些东西，也就是禁止自己去做一些事情，以便在未来的某个时候获得某些东西。但是，这个结果是不能完全保证的。因此可想而知，这种动机并没有什么吸引力。尤其是当病人已经患上了某种由吸烟引发的疾病，那么再去辛苦费力地戒烟还有什么用？这件事的逻辑听起来就像："既然没有什么好处，那我还是继续抽下去吧，这样我至少还能给自己留点乐子。"

面对这种情况，人们要用的是积极的动机，一个真正值得立刻戒烟的有力理由。这个动机会让人觉得戒烟不是舍弃，而是马上就能获得好处，提升生活质量，增加生活乐趣。缺乏这种积极的愿景也是人们不能将戒烟坚持到底的原因之一。

还有烟盒上那些骇人的照片，其实没有什么作用。我从没听说谁因为看了烟盒上癌症患者的肺叶照片而吓得不敢吸烟；那些每天近距离接触肺癌病人的医生往往也是重度烟民，而他们本是最了解吸烟危害的一群人。

这些都是心理层面对吸烟一事的影响，不过我不会仅仅局限于说明心理因素。我不想吓唬你，对我而言，更重要的是让你理解吸烟究竟会发生哪些事，同时还有哪些事不会发生。

"尼古丁上瘾"的迷局

每次吸烟的时候，你都会将数千种化学物质吸入体内，其中百余种是有毒物质，这一点我们之前就曾提到过。在这百余种物质中，有些只会使牙齿变黑，其他一些则会使健康的细胞发生癌变，还有一些的危害程度介于上面两种之间。有些物质会攻击消化系统，有些会危害神经系统，还有一些会毒害呼吸系统。在所有这些物质之中，大多数吸烟者知道的应该只有三种：尼古丁、焦油和一氧化碳，因为它们会被写在烟盒上，被非常明显地标注出来。

不过人们的关注核心一直集中在尼古丁上，然而尼古丁并不像大家普遍认为的那样，能够像麻醉剂一样带给吸烟者的强烈快感，它也不是香烟中毒性最强的物质，尽管如此，人们还是认为戒烟难是因为对这种物质的依赖。大部分来找我的客户心中都有种根深蒂固的想法，认为他们之所以需要找我来帮助戒烟，是因为自己已经形成了对尼古丁的依赖。他们认为自己不是吸烟上瘾，而是尼古丁上瘾。

出于这个，许多人都尝试过花钱购买尼古丁喷雾、尼古丁贴片或尼古丁口香糖等东西来帮助戒烟。使用这些"辅助工具"所取得的效果往往与人们期待的大相径庭，有些人只能坚持一天不吸烟，另外一些可能会坚持几天、几个星期，少数的人能够坚持半年，但是所有人都会重新开始吸烟。

人们应该问问自己，这是为什么。

尼古丁替代品——无效

尼古丁的替代品几十年以前就已经出现了，针对其有效性也有许多科学研究，这些研究项目主要是生产尼古丁替代品的药品公司发起的。研究结果表明，尼古丁贴片在戒烟初期确实能够有所帮助，这一点毋庸置疑，然而这些研究都没有对进一步的问题进行解答，我们并不知道尼古丁替代品的效力能够维持多久。

这就很耐人寻味了。我认为，只有能够提出一个长时间的解决方案时，这些研究才具有足够的说服力，而用这样的标准来看的话，尼古丁替代品的效果就很有限了。

马萨诸塞大学和哈佛大学曾经联合进行了一项研究，他们在多年时间里跟踪调查了800多位使用不同方法成功戒烟的人，这些人在两年之后就已经有三分之一再次捡起了吸烟的陋习。不论他们之前戒烟是使用了尼古丁替代品还是单纯只依靠意志力，这都不重要，结果并没有太大区别。

科克伦协作组织（Cochrane Collaboration）是一个由药学家和其他专家组成的独立组织。它也曾做过一个调查，其结果显示，只有2%~3%的尼古丁药品使用者能够在较长时间内戒掉香烟，成功地变为无烟者。这样的成功经历对于这些人而言当然是值得庆祝的，而剩下的97%~98%的使用者就会问，为什么这么贵的尼古丁贴片和口香糖效果并不理想？97%~98%还是一个乐观的数字，位于波士顿的哈佛公共健康学院在2011年的一项研究得出了更加令人沮丧的结果：尼古丁替代品从长远来看完全没有戒烟的作用。

为什么会这样？

我必须承认，在过去的很长一段时间里，我自己也认为吸烟成瘾是因为尼古丁的作用，所以这种想法被社会上的许多人当成常识也没什么可奇怪的，几乎从来没有人怀疑过这种说法的正确性。但是现在我会问自己，如果尼古丁是让人们对香烟形成依赖的唯一元凶，为什么长期以来的研究结果都不能说明，尼古丁药品在帮助戒烟方面会持久有效？

我们在解释"尼古丁替代品无效"这件事时，可能会得出两种不同的结论。

第一个结论建立在"尼古丁让人上瘾"这种论断的基础上，是最经常被引用的一种解释：尼古丁药品只在人们使用它的期间发挥帮助戒烟的功能，因为它只在这段时间内往人体内输送尼古丁，如果停止使用，尼古丁的供应中断，正在戒烟的人出于对尼古丁的依赖，就会重新拿起香烟。

但这样一来就出现了一个问题：为什么人们在戒烟遇到阻力后会因为想要补充尼古丁而重新吸烟呢？为什么他们对尼古丁贴片、喷雾和口香糖没有兴趣呢？这些东西同样也会提供他们渴求的尼古丁，虽然价格确实挺贵，但平均来看还是比香烟便宜，而且还更加健康，因为它们不含其他的有毒物质。

于是第二个可能的结论就很好理解了：尼古丁根本就不是

让戒烟的人们恢复吸烟的原因，依赖尼古丁的说法压根就是一种根深蒂固的成见，是无稽之谈，简单直接地说，是错误，是谬论！因此对于想要戒烟的你而言，你的问题并不是尼古丁上瘾，而是吸烟成癖——那就是另外一回事了，需要用完全不同的方案来解决。

也许你现在会感到有些诧异：为什么在刚开始戒烟的时候尼古丁贴片是有用的呢？我有一次仔细观察了产品的包装盒，找到了这个问题的答案。每盒尼古丁贴片的包装盒背面都印有一则警示，上面写着："使用本贴片期间，请你务必不要吸烟。"这句话听起来很严肃，好像不遵守就会掉脑袋或者发生什么糟糕的事情。而且尼古丁贴片非常昂贵，没有人想每天都揭下来换个新的，只为了中间能够吸一支烟。出于这两点，人们在贴片使用期间都会尽量坚持住不吸烟，因此尼古丁贴片的戒烟效果与其中含有的尼古丁没有关系，而是与你的意志力有关。

上述结论对于正在或曾经努力尝试使用尼古丁替代品帮助戒烟的人们来说是一个让人难过的真相。对于那97%使用尼古丁贴片的人们而言，通过这种办法成功戒烟只能是可望不可及的，他们总会揭下贴片，把它甩到垃圾桶里，然后又回到最初的起点。

没有什么警示语能发挥强迫性的力量，因为你并没有学会要怎么靠自己来戒烟，所以事情的走向几乎是注定的：你还会再次拿起香烟。你其实从来就没有真正地戒烟，你没有学会享受无烟者的生活，只是在强制性警示带来的压力下暂时不吸。通过尼古丁贴片帮助戒烟没有什么持久性，它的效果就像让你看着一幅写着"不要吸烟"的海报一样，使用尼古丁贴片期间不许吸烟的规定强制你必须短时间内不能吸烟，二者的原理是相同的。

怎样简单地越过阻碍

你或许因为戒烟的想法一直有些紧张。你或许会担心戒烟之后的生活不像吸烟的时候那么美好，也许以后会想念吸烟的美好时光，你还会担心自己的勇气是不是足够。其实不光是你，我们所有人在戒烟之前都会在潜意识里搜集这些想法。你在戒烟的过程中会遇到各种困难，所以有这些顾虑可以理解，不过这些困难都只是表面看起来困难而已，我会在本书中逐章节地扫清这些阻碍。

现在我向你展示一个视觉艺术的练习，这是我与参加戒烟讲座的客户一起进行的一个练习，它能带给我们希望和勇气，让我们踏出第一步。因为它能让我们做出的每个决定慢慢成长壮大，最后超过我们自己的想象。此消彼长，障碍的影响力也会因此而减弱。

　　请你先读一下3号脚本，读上一两遍，或者一直读到闭上眼睛脚本里描述的画面能够栩栩如生地浮现在你的眼前为止。为了能够得到安宁，使潜意识具有吸收信息的能力，我建议你在进行视觉练习之前先进行1号脚本，即呼吸冥想练习，或者进行2号脚本，即艾尔曼归纳法练习。

·雪球练习（3号脚本）

　　　　放松自己。

　　　　深呼吸，保持安静。

　　　　闭上眼睛。

　　　　想象自己正站在巍峨的山巅，凝望着深邃的山谷。

　　　　你在那里看到了自己的目的地。

　　　　你和目的地中间横亘着许多障碍。

　　　　现在请你捧起一把雪，把它揉成雪球。

　　　　你在山顶上滚这个雪球，直到它变成了一个大大的圆球，然后请你松手，让它往山下滚，观察它的走向。

　　　　它在滚下山谷的过程中沾上了更多的雪，雪球变得越来越大。

　　　　它平稳地经过或跳过了路上的大部分障碍。

　　　　然后准确地停在了目的地。

现在请你跟着这个雪球前进，慢慢地，安静地。

随着每次迈出的脚步，你自己也变得越来越高大。

之后你会轻松地越过剩下的障碍，直到最后顺利地到达目的地。

Chapter **04** >>>
表里并不如一：
香烟中的哪种物质才是真正元凶？你在日常生活中如何被心理暗示影响？怎样用一个简单的办法快速降低你吸烟的欲望？

尼古丁的问题我们先放在一边，现在来看一下香烟中的其他物质。你可以通过用途形成对其中一些物质的认知。

甲醛是一种致癌物质，医学生和法医会用甲醛的水溶液保存人体器官。氰化氢，一种无须高浓度便可致死的有毒物质，人们更熟悉的是它的俗称，即氢氰酸。情况严重时，它能导致细胞和整个人的窒息，因为它阻断了细胞呼吸时所必需的生物酶。苯则是一种能够致癌的溶剂和燃油添加剂。

除此之外，香烟中还含有大量不同比例的其他化学物质，它们很少被提到，因为它们的用途本来是消灭烟草植株上的害虫，换言之，这些东西就是浓缩的农药。它们毒性很强，会对人体健康造成损害。许多农药因为毒性太强已经被禁止用在食用型的植物上，但是由于大家认为购买农药属于自愿消费，所以还是会使用很多毒性较强的农药来对付害虫。这些有毒物质会危害吸烟者的身体健康，它们会攻击人体细胞，不过其影响并不能被直接感知到——直到吸烟者因此生病，才会发现它们在人体内做了什么。

一氧化碳：一种特殊的毒素

现在我要特地说一下一氧化碳这种物质。

一个让人震惊的事实是，吸烟时摄入的一氧化碳的危害比备受瞩目的尼古丁要大得多。对于戒烟过程中遇到的困难来说，一氧化碳是非常重要的因素，不久之后你就会了解为什么我会这样说。

一氧化碳是因为某些物质没有充分燃烧而产生的，举个例子，它是未经过滤的汽车尾气中的主要成分之一。在汽车尾气催化净化器投入使用之前，有些人会对排气管进行改装，使它弯进车厢内部，用这种方式自杀。

你每次吸烟的时候也会吸入一氧化碳，这种气体无色无味，一旦被人吸入体内就会迅速与红细胞中含铁的分子——血红蛋白相结合。血红蛋白在正常情况下会与氧气相结合，然后将它输送给身体的各个细胞，如果一氧化碳与血红蛋白结合了，就抢占了氧气的运送渠道，氧气不能再被血红蛋白接受和运输，细胞得到的就会是无用的一氧化碳而不是氧气。这样一来，如果一个人吸入的一氧化碳浓度足够高，就会窒息死亡。

吸烟产生的一氧化碳当然不会达到致死量，但这并不代表它对人体没有损害，因为即使剂量较少，一氧化碳也会降低人的身体机能。人体的天然推进剂只有氧气，一氧化碳和血红蛋白结合之后，血红蛋白供应的氧气减少，人的身体就会疲乏无力，大脑也无法清楚地思考。另一方面，为了解决缺氧的问题，身体会通过加速心脏跳动来补充和平衡——吸烟者经常将这种反应误认为是血液循环系统兴奋的表现。为了让身体得到足够的氧气，心脏的工作变得繁重，跳动的速度会加快，长此以往，就会造成损伤。

除此之外，一氧化碳还会损害大脑、内脏，还有我们的外部器官——皮肤。很多时候，我们从皮肤上就能一眼分辨出某人是否吸烟。吸烟者的皮肤会因为供氧不足而导致老化速度加快，因此显得暗淡松弛。在我们看不到的身体内部也是如此，如果人们能够看得见，就会发现内脏器官的状态和外表的皮肤是一样的。这么一想觉得很难受吧？也正是因为一氧化碳会损害人体内部的器官，吸烟者们无精打采、疲倦无力的状况才更加严重。

振奋精神，迎接新能量

有句话听起来非常棒：人类能够习惯所有事物。吸烟者习惯了吞云吐雾，认为这是正常的生活状态，所以当他们成为无烟者，感受到自己获得了更多的活力之后，会感到多么吃惊啊！

　　停止吸烟24~36小时后就会出现这样的变化，这是氧气分子重新获得血红蛋白运输渠道所需要的时间。你可以做个尝试，经过这段时间，你就会觉得神清气爽，你身体内残留的一氧化碳会消失殆尽。请注意，这是你取得的首次胜利，可以适当地开心一下！

　　来找我的客户中，有些人在戒烟初期忽视了这种良好的状态，他们把注意力都放在可能会出现的戒断症状上了。他们做好了心理准备，要承受戒烟后的不适感，许多女性朋友还认为自己会马上变胖，因为她们担心将来会吃掉更多东西，也有男性朋友有同样的担忧。有些人说自己上次戒烟的时候觉得四肢无力，还有一些则觉得自己过于兴奋，不能安静下来。有些人告诉我，他们的伴侣会在某个时候因无法忍受而跑出去买烟，只为了让他们不要因为戒烟而变得如此吹毛求疵、咄咄逼人。

　　上面提到的这些人有个共同点，他们都认为戒烟后肯定会出现一些负面反应，于是他们越怕什么，什么反而越会发生。

　　你和这些人相比拥有一个巨大的优势，因为你现在已经了解，戒烟给你的身体带来的完全是积极的影响。你会享受到更多的氧气，比以前吸烟的时候多得多，你的身体和精神都会从烟雾缭绕的醺醺然中清醒过来。将获得的积极能量臆测为戒断反应带来的兴奋，或者猜想食欲会因戒烟而增加，这些想法都是没有任何道理的。

怎样快速减少对香烟的兴趣

人的身体需要许多氧气才能很好地运转。按照正常的逻辑，人们要通过呼吸来得到氧气，而正如我们之前讲过的那样，吸烟者吸入的一氧化碳会给氧气的供应带来严重的不良影响。

除了让人神清气爽，良好的氧气供应对于身体来说还有一个重要的好处，那就是充分的液体输送。很多人摄入的液体太少，因为人们经常是已经有些脱水了才会感觉到渴，吸烟者尤其如此。大部分吸烟者会将自己对于各种东西的需求等同于对烟草的需求，他们经常把口渴和想要吸烟的感觉混为一谈，于是在口渴时往往会选择去抽支烟，而不是补充身体所需要的水分。

这种情况从多个层面上来说都是很不利的。如果摄入的水分过少，血液的浓度会上升，即使缺水的程度较轻也会引起血液变稠。黏稠的血液流动速度会变慢，如此一来，身体从食物中得到的营养物质以及氧气运输的速度都会变得迟缓（大家可以想象一下高速公路上堵车的情形：一辆辆重型卡车装载着一氧化碳和少量氧气行驶在高速公路上，它们不幸遇到了堵车，只能走走停停，最后好不容易才来到了作为终点站的人体细胞内），与此同时，细胞产生的废弃物的排出速度也会变慢。这个过程的直接后果是疲乏无力、注意力不能集中，而烟民对此的反应往往是点起一支烟来提神……

真是一个可怕的死循环！

有一个非常简单的法子可以打破它，那就是多喝水！每天至少要喝两升水，最好是三升。这对于所有人来讲都是很重要的，但是在吸烟者刚开始戒烟的一段时间里尤为重要。如果身体里的水分足够多，人就能够保持清醒和专注，这样一来，在日常情况下自然也就不会因为身体脱水的渴感而去吸烟，来达到提神醒脑的效果了。

咖啡和红茶不推荐，含有酒精的饮品、甜甜的软饮料和果汁也不在推荐饮用的范畴内——我们所建议的只是纯净的、清澈的水，可以是但不仅限于矿泉水。在德国境内，所有地区的自来水从品质上来说都是可以直饮的。请你遵循下面的方法，以确保自己能喝到足够的水：

· 魔法水杯

许多人都会犯一个错误，早晨一定要冲上满满一杯咖啡，但直到下午的时候杯里的咖啡仍然还是原来的模样，从来没有动过。按道理来说你至少应该喝掉一杯才对。

为了避免出现这种情况，使用"魔法水杯"可以有所帮助。不管你喝的水是多是少，喝过之后要立刻把杯子装满，只要你觉得渴了，就用这个水杯喝水。还有一种情形下你也要喝水：从现在开始，只要你想吸烟了，就请喝光一杯水，紧接着再把水续上，以备下一次喝。

是的，这个"魔法水杯"并没有什么魔力，但是通过这个小方法能够达到一举数得的效果：首先，能够保证你每天摄入足够多的水分，同时会降低你对吸烟的兴趣，因为你不会那么快就觉得疲惫和涣散——这种状态是你想要吸烟的原因。另外还有一个好处，你之前在某些特定时刻要吸支烟的习惯会被一种新的健康的行为习惯（喝水）取代。尽管刚开始的时候难以想象，但是喝水的习惯确实会在某种程度上替代吸烟的习惯。

请你想一下，你的身体会因为需求得到满足而分泌快乐激素——内啡肽。不管是因为哪种需求得到了满足，内啡肽都是由我们的身体合成，因此如果大脑学会了用喝水来满足某些需求，那么喝水就会成为使人愉悦的行为。

请你保持积极的期待

请你务必坚定地相信，成为无烟者会给你带来愉快。期待能够使生活发生切实的改变，这一点你已经知晓。请你想想那个例子，灰色的猫。现在请你对自己说："我不吸烟！"请你不停地重复这句话，或者说："每一天我都在改变，越来越成为一个不吸烟的人！"如果你曾经有过戒烟的经历，请你时刻牢记：你已经成功过一次，这次也一定会成功，而且我向你保证，这次戒烟的成果会长久地保持下去。

有件事至关重要，那就是你要真正明白究竟是什么原因使你成了烟民——或者无烟者，这样你就会相信我所说的话，坚定积极的想法不动摇，戒烟对你来说才能变成一件轻松的小事。

我已经通过一些事例向你解释过，所谓人体对尼古丁的依赖只是谬论，不过你或许仍持怀疑态度。我很清楚这种心理，因为客户们曾经向我说过各种不同的理由，试图证明戒烟这么难就是因为身体产生了依赖：每天早晨醒来首先想到的就是吸支烟；曾经也戒过烟，但成功后无法长期坚持；还有些人说自己吸烟的时间太长了，肯定已经有了烟瘾。我在此重申一遍：吸烟是种恶习，我们不会夸大但也不要低估它的危害。

用心理暗示代替对吸烟的渴望

烟盒上常常会写着"吸烟使人上瘾"，这句话看似警告，实际上却像一种暗示，会起到某种催眠式的效果。中间的关联是这样的：你会经常看见这句话，在烟盒上、在药店的宣传单上、在买烟的自动售卖机上、在网络论坛上等等，反复出现的话作为暗示从我们的意识层直接进入潜意识。人们不会分辨收到的暗示是否正确，潜意识会将其作为真理，而我们会一再对其进行反刍，于是即使这种认识本来是谬误，也会被我们认为是真理。了解这个思维过程是非常重要的。

这句简单的"吸烟使人上瘾"不仅让人铭记，同时也表达了我们的一种预想，而这种预想会通过对潜意识的塑造和引导感官的知觉来影响事实的走向。如果我认为吸烟会上瘾，那么我也必将认为戒烟之后身体会出现疼痛的症状，因为戒掉某个已经上瘾的东西就一定会出现戒断反应，我们都学习过这个小知识。然后我们的脑海中会调出记忆库里一些有关戒断的画面，例如浑身颤抖、大量出汗、情绪多变，这些现象是警告人们远离麻醉类药品时的教育内容，我们从媒体上或学校课堂上曾经学过。

然而实际上，吸烟只是一个习惯而已，别无其他，这个正确的认识却几乎鲜为人知。我们当然不会对尼古丁的效果进行遮掩，它对人的身体确实有一些影响，但程度较低，充其量也只是在刚开始吸烟的时候作用比较明显。

再简要地总结一下：如果身体吸入了尼古丁，那么它会与大脑中一种特定的乙酰胆碱受体结合，这个过程会促进多巴胺的分泌，而多巴胺会激起人的渴望，从而引发一种特定的行为来满足这种渴望。由此可见，特定行为的引发不是因为摄入尼古丁，而是因为身体的奖励机制释放了多巴胺。多巴胺并没有藏在香烟中，而是由大脑而产生的——通过其他许多方法也能产生促进多巴胺分泌的效果。

上面描述的多巴胺分泌机制迄今为止只在刚开始吸烟的时候才能有所体现，经常吸烟的烟民体内的受体随着时间的推移已经出现了钝化反应。也就是说，烟民短期内可以通过提高尼古丁的摄入量来获得更强的刺激，但很快就会达到身体的临界值，之后摄入再多的尼古丁也没有用了，嗜烟如命也不会有效果。因此，习惯了吸烟的人再也无法从大脑得到奖励——吸入的尼古丁已经完全失效。尽管如此，烟民们还会继续吸烟，可见并不能拿尼古丁来为烟瘾开脱。

为了让你明白吸烟成瘾究竟是什么原理，我们现在进行更精确的研究。

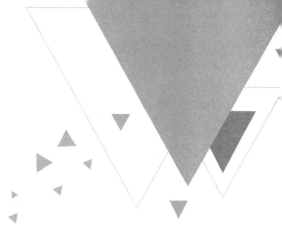

Chapter **05** >>>
新视角:
为什么渴望与上瘾无关,但与一只流口水
的狗有关?

医学上对上瘾——或者说"依赖"（这才是正确的表达）——已经有了一个准确的定义：一种让人产生依赖性的物质对这个人来说是维持正常生活必不可少的东西。

从这个定义来看，人体内要将这种物质维持在固定水平才能保证身体机能正常运转，而烟民们摄入体内的最低数量的尼古丁和这种依赖性没有什么关系。从依赖性的角度上来说，吸烟者的身体始终处于正常状态。除此之外，产生了依赖性的人在职业、伴侣关系、人际交往和兴趣爱好等方面也多有懈怠，整个人会慢慢荒废掉。这一点与吸烟者的状况也不太符合，哪怕伴侣可能会因为讨厌吸烟产生的臭味而给他/她施加压力。

渴望的作用

我再说一遍，你对香烟的渴望并不是来自身体的依赖。

"好吧，那么为什么人们吸烟的愿望会如此强烈呢？"现在你或许会问。

提出这个问题的时候，你已经把依赖和渴望设定为因果关系了，你认为对香烟的强烈渴望是人们对其产生了依赖性的证明。我并不否认烟民们的需求，我也知道这种渴望能够达到非常强烈的程度，但是你的这种渴望是由其他原因引起的：涵盖身体与精神各方面的整个生命系统会将吸烟的体验与某些积极的东西相结合。也许对于你来说，吸支烟意味着一小段彻底放松的时光，或者具有别的意义。

渴望并不是产生依赖性的证明。它是一种每个人都知道的感受，不吸烟的人也一样了解。我们也曾经见过这样的事情：许多不吸烟的人对香烟之外的其他东西也有渴望，但他们并不以为自己产生了依赖性。

渴望其实是一个非常真实并日常存在的东西。我有时候坐在诊疗室里会非常非常想要喝杯茶，而我并不是一位茶道中人，只是时不时地会有这种想法。多数情况下我会满足自己这点喝茶的渴望，因为喝茶还是很健康的，但是有一次我还没来得及给自己泡杯茶，下一位客户就打来了电话，然后有趣的事情发生了：喝茶的兴趣很快消退，我转身去做其他事情。我把心中想要喝茶的渴望忘记了，不再记得有这回事。我并没有在约定好的两小时咨询时间里心心念念地想着喝茶，连两分钟都没有想，这份渴望很快就不见了，而且这个过程我根本没费什么力气。

巧克力是种药物吗？

请你想一下那些很喜欢吃巧克力的人，想吃巧克力的念头经常会突然袭来，将他们击中。没有人会认为这种感觉是饥饿感，不是，他们只是非常想马上掰一块巧克力放进嘴里，让它在舌尖上慢慢融化。有些人每个月只有一次，而有些人每天都有这样的渴望。后者偶尔也会想，这种渴望是个不小的问题，因为巧克力吃多了不健康，会让人发胖。这些人宣称自己是"巧克力上瘾"，他们来找到我，说："扬，我对巧克力上瘾，无法摒除想吃巧克力的渴望，请帮帮我吧！"对此我会提问："在你特别想吃巧克力的时候，有没有强迫自己尽量不去吃？"大多数人都会急切地点头，然后我会接着问："那你有没有这样一种感觉，如果没有巧克力的话，身体机能会出问题？"许多人会思考片刻，但之后一般都会摇头。

可见，所谓"巧克力上瘾"的身体当然不是真的对巧克力有什么需求，没有它，身体各机能也会照常运行。喜欢吃巧克力的人不是身体产生了依赖性，没有人会认为真的有人"巧克力上瘾"，就算当事人自己也不是严肃地在说这件事情。

不过"渴望"这种感觉可能会非常强烈。喜欢吃巧克力的人可能会怀着如饥似渴的心情去小卖部买一块梦寐以求的巧克力，就像烟民吸完了盒中最后一支烟的反应一样。嗜好巧克力的人如果突然听说所有的商店都已经关门，而家里已经一丁点巧克力都没有了，他们也会觉得有些恐慌。这种渴望和近似于"巧克力上瘾"的行为以及吸烟者与香烟的关系相当类似，尽管吸烟者认为自己对于香烟的渴望要比巧克力爱好者对巧克力的渴望强烈，但其实这二者的反应机制是完全相同的！

古老而经典的刺激反应

"渴望"的意思是人们希望满足某种特定的需求，它会产生一种推动力。

一个"巧克力上瘾"的人看到别人吃巧克力自己就会想吃，于是忽然一下，大脑释放出多巴胺，然后他就产生了渴望——这就是他想吃巧克力的缘由。或许某个学生会有这样的习惯：每当学习的时候就要在旁边放上一板巧克力，以便自己思路停滞想吃点东西的时候随时就能吃到。这样做也许是因为他心里觉得吃甜食可以帮助大脑思考，也许是他想奖励自己在家埋头学习，没有和朋友们出去玩，不管因为什么都无所谓，只要坐下来学习，他就会自动产生对巧克力的食欲。

诸如此类，引起巧克力食欲的缘由因人而异，但其反应机制都与著名的"巴甫洛夫的狗"异曲同工。这个经典的刺激反应实验以一条狗为研究对象。巴甫洛夫每次喂食时都会摇响铃铛，等狗习惯之后，每次听到铃声，它的口中就会流出口水，即使没有食物也是如此。铃声已经成了刺激它产生食欲的信号。

吸烟者也有这样的信号。大多数烟民都会一直备着香烟，所以他们从来不会去思考这一反应机制，对于他们而言，触发反应的时刻是不知不觉的，双手自动就会掏出一支香烟来点上。不过这并不是因为对香烟或尼古丁的渴望，让他们无法摆脱香烟的其实是吸烟时能够得到的其他附加物，对这些附加物的渴望才是他们难以戒烟的根本原因。

难道我们都有点像狗吗？

首先肯定有某些特定的信号，就像巴甫洛夫的狗听见的铃声一样，它会引发刺激反应。吸烟者的信号有哪些，我们之后还会谈到，现在重要的是，吸烟者通过这个信号马上会产生对某些东西的兴趣，某种总会在吸烟时出现的美好体验——就像巴甫洛夫的狗对于"食物"的兴趣一样。吸烟者会将这种积极的体验和香烟联系起来，并误认为这是香烟带给自己的乐趣。

吸烟者能从香烟中得到些什么呢？比如……

——简单地休息一下；

——放空冥想的时间，从高压的峰值中解放出来；

——拖延一下，把中午的休息时间延长一点；

——便于人际交往；

——百无聊赖，打发时间；

——工作上没有进展，找点别的事情做；

——场面陷入尴尬，不如抽支烟吧；

——便于打招呼或搭讪；

——享受独处的时光；

——留一点时间来思考；

——寻找归属感；

——可能某次是这个理由，某次是那个理由，又或在一次中上述内容兼而有之。

　　请你现在感受一下自己的内心。上面列举的内容是否拨动了你的心弦？你有没有发现一个或几个相符的理由？在第二章中你已经回答过吸烟能够带来的好处，那时你是否想到了这些理由？或者你本来就有这样的想法，只是忘记了要表达出来。请你再次审视问题的答案，并对其做好相应的补充。

　　然后请你更仔细地观察记录着吸烟优点的清单，你是否发现了什么？是的，所有的原因都和香烟或尼古丁没有任何关系，这些好处是无烟者也能够并有权得到的。等你明白了这一点，香烟就会失去其原有的魅力了。

60年来每天20支香烟，然后彻底戒除

与戒断反应呈现出的情况相反，在没有尼古丁的情况下，你的身体运转完全正常，甚至因为没有了一氧化碳的负面影响，比吸烟的时候还要健康。如果你真的是像医学定义的那样对香烟有依赖性，要做到几个小时不吸烟是完全不可能的。你要始终提醒自己，其中一个最重要的点就是一个真正上瘾的人必须始终保持特定的吸烟数量，以此将血液中尼古丁的浓度维持在一个固定值，这样才能保证他们的身体正常运转，而达到让身体渴望的兴奋状态，还需要提高剂量。

不过我们已经看到，对经常吸烟的人而言，尼古丁已经没有什么用了，增加摄入量也不会让人兴奋起来。即使老烟民整天吞云吐雾，他们也不认为尼古丁会让自己嗨起来，因为这样的事情确实不会发生。

为了更好地阐明这个事实，我在这里讲一个女客户的案例。

去年我帮助几位70岁左右的女士成功地戒了烟，其中一位给我的印象尤为深刻，在这里我们就称她为伊丽莎白吧。

她当时73岁，从13岁开始就吸烟。看到了我在电视上的广告后，她下定了决心要结束60年的吸烟生涯，迟做总比不做好。

第一次见伊丽莎白的时候，她每天要抽20支香烟，大约比一盒多一点。这是她的最大量。当然，她并不是从13岁开始就每天吸20支烟，只是涨到这个额度也没用多久。她记不清楚究竟是什么时候变成这样的，但可以肯定的是，在这60年中的大部分时间里，她每天都要吸20支左右的烟，而且数量一直不再增加。就像所有的吸烟者一样，她每天吸烟的量达到了某个数值后，就维持在了一个稳定的水平上。

不管怎么说，伊丽莎白曾在半个多世纪的时间中维持着每天固定的吸烟数量。喝咖啡的时候、吃完饭、刚起床的时候、睡觉前等等，有时候多一点，有时候少一点，不过平均来说一直是每天20支左右。

由此来看，伊丽莎白是一个典型的烟民。不管是10支、20支或者60支香烟，只要吸烟者日常吸烟的数量已经基本固定——如果晚上出去和朋友们聚会，可能会多抽几支，不过总体说来，每天吸烟的平均数量差不多——那他就是一个比较典型的烟民了。

如果一个人习惯了平均每天吸20支烟，那他增加到每天60支的可能性是很小的，反之亦然，习惯了每天吸烟60支的人也不会很快减少到20支。然而，不能减少不是因为对香烟有依赖，而是没有达到平时已经习惯的数量。

对于那些平均每天吸烟20支的人来说，每天都有20多个适合吸烟的时机，同理，平均每天吸烟60支的人每天有60多个适合的时机。这些与吸烟有关的时刻中包含了某些让人舒适的内容，正如之前所描述的，比如片刻的放松、冥想的时刻、将休息时间延长几分钟等等。

所有的吸烟者都能把吸烟量维持在某个平均数值上，这也是一个很清楚的证明，证明吸烟不会上瘾。如果人的身体产生了依赖性，那这个人将会，不，是必须要不断地增加摄入量，因为身体会强迫他/她这么做来获得兴奋感，如果依赖者强制自己维持在之前的数量上，就会出现戒断症状。

吸烟的人保持自己习惯的摄入量却不会出现戒断症状，由此你也应该看明白了，让身体形成依赖与吸烟这类的生活习惯之间可谓是有天壤之别。

瘾君子的睡眠与吸烟者的睡眠不同

你还需要更多的证明吗？那我提一个问题：你晚上睡多长时间？六个小时？八个小时？十个小时？无论你睡多久，这段时间内你都不会因为要吸烟而起床，每天吸烟20支的人不会，吸60支的也不会，吸10支的更不会。没有人会为了这个理由而中途醒来。所有人刷完牙后就去睡觉，然后进入梦乡。我有一位客户每天吸烟超过一盒，但是每天的睡眠时间超过十个小时，也就是说，白天的时候他平均12分钟就要吸上一支，然而晚上他就会进入十小时不间断的酣眠。

不管是睡五六个还是十个小时，如果你真的对香烟产生了依赖性，就一定会在夜里醒来，因为你的身体需要香烟的刺激。如果人对某种物质产生了依赖性，一旦血液中的物质浓度低于某个最小值，身体会立刻做出反应，你的身体会把你叫醒，让你起来采取行动，去摄取你所需要的东西。

吸烟者不会经历这样的事情。所有的吸烟者夜里睡觉的时候都不会因为想要吸烟而醒来，也不需要为了睡眠使用尼古丁贴片，只要正常地去睡觉就可以了。即使夜里起床也是为了上厕所，不是为了吸烟，然后很快会回到床上继续睡觉。早晨的时候他们醒过来，打开咖啡机，然后才点燃一天中的第一支烟。这种行为可不是成瘾的典型表现。

许多吸烟者还告诉我，他们在某些特定场景或特别的人面前不会吸烟，比如妈妈来的时候、同学聚会的时候或孩子们在家里的时候，对于他们而言，这些时间不抽烟也没有什么影响，可以等过去了这一阵再说。

所以请你始终牢记：吸烟不是一种依赖。吸烟只是一种习惯，你是想要借吸烟达成某些积极的目的——减小压力，放松精神，清空头脑等等。

请你务必要理解这一点：

吸烟百分百是一种习惯！

会有许多人认为自己吸烟成瘾，也是社会上烟草经济的利益驱动使然，因为这种意识会让戒烟变得非常艰难，心理上的暗示会让吸烟者始终对香烟欲罢不能。如果所有的吸烟者都发现自己能够轻而易举地戒烟，烟草行业的发展该何去何从？尼古丁贴片的生产商也不会高兴地到处宣传"吸烟并不会成瘾"，因为那样的话，还有谁会愿意购买他们昂贵的贴片呢？

·解放一切的气球（4号脚本）

我们可以用一个方法来很快地控制心中的渴望，不仅仅是对于一支香烟的渴望。人们对所有东西都可能会产生渴望，比如你可能想要一块巧克力、一杯啤酒、一份炸薯条、一杯咖啡或者一份黑森林樱桃蛋糕。

你可以使用下文所述的方法把自己从不愉快的心理旋涡中解放出来，恼火、生气、沮丧、恐惧时都很适用。使用这个方法要尤其注意你的呼吸，它的作用非常重要，你马上就会明白。

操作步骤如下：

——请你想象，自己的拇指和食指之间捏着一个还没有吹的瘪气球，它在你手中呈现出松弛下垂的状态。首先给它拟定一个颜色，然后请你深深地吸气。请你想象自己在吸气的时候新鲜的氧气被深深地吸入肺里，然后传递到身体的各个部位。

——呼气的时候请你想象，你把不健康的渴望与排出的废气一起吹到了气球里，同时你可以看见，气球已经微微地鼓起了一点点。

——现在请你再一次深深地吸气，然后再一次呼气，把所有负面的东西吐到气球里。

——请你再重复几次。十分钟左右之后你会看到，气球已经被吹满了。

——请你把吹气口打个结绑好，然后把它放飞。请你想象，它现在正往上方飘去，直到升到屋顶，然后它穿过了房顶。你的目光也能够穿过房顶，看到它的踪迹。你会亲眼看见它是怎样穿过房顶，飞到了天上，在空中越升越高。它变得越来越小，越来越小，直到最后完全消失在你的视野中，那些装在里面的坏东西也跟着它一起消失掉了。从这一刻起，所有的渴望都没有了，所有的愤怒、恐惧……都不见了。

这个流程中有一点非常重要，你要集中精神，全力关注自己的呼吸。一方面要注意自己吸气时氧气充满肺部的过程，另一方面也要注意呼气时吹气球的过程。你的潜意识需要这样的符号象征和画面想象，因为这样才会有作用。想象出来的画面越清晰，潜意识会把你的意愿执行得越好。

Chapter **06** >>>
学习：
为什么说每个烟民都能马上戒掉香烟？怎样让烟盒上的警示语进入你的潜意识？你可以从中国人那里学到哪些经验？

在阅读本书前五章的时候，你可能已经停止吸烟了，如果这样的话那真是好极了。不过就算如此，你也不要丢掉这本书，请把剩下的章节读完。我们会把已成为无烟者的这一新事实在你潜意识的层面上进行巩固，这对于长期戒烟来说至关重要。

如果你还没有戒掉吸烟的习惯，那我现在要向你证明，你是能够戒烟的，你会感受到自己快速成为无烟者。

请设想如下场景：

· *看医生*

你正坐在诊疗室里，医生为你仔细地做检查。然后他面带忧思坐到你面前，说出一句令人惊愕的话："如果现在不能停止吸烟的话，你很快就会死。"

听完之后你感到很震惊。这时候你会如何反应？你的感受是怎么样的？不敢相信？害怕？你会怎么做呢，是停止还是继续？这是一个很难面对的问题。许多人会陷入彷徨，左右摇摆地自问："我真的能够戒掉香烟吗？"有些人在致命的威胁面前仍能找出必须继续吸烟的借口，因为他们不愿意放弃那些美好的时刻，吸烟能够为他们提供一些无与伦比的个体化享受，比如身心松弛的感觉、忙碌日常中的休息，或者其他与吸烟有关的个人理由。所以，戒烟难，难于上青天，即使面对生命危险也难改变。

请想想那些你深爱的人们，或许只有一个，或许会有很多。想想你的孩子（们）、你的伴侣、你的小孙子（女），还有你的父母、好友。如果你是喜爱动物的人，请想想你的动物朋友，你的狗、猫、马，或者其他深受你喜爱的动物。请你闭上双眼，在脑海中勾画出这些人和动物的形象，在想象的世界里张开双臂拥抱他们，拥抱每一个人、每一只动物，然后你再睁开眼睛，感受这种温暖的充满爱的感觉。

现在请你带着这种美好的感觉回到诊疗室中，请再一次想象坐在医生面前的情境。医生仍然是满面愁容，他深吸一口气，然后告诉你："如果你不戒烟，你爱的人会死掉！"你会怎么反应呢？现在的情况突然完全不同了，对吗？如今你只有一条路可以走，而答案毋庸置疑。所有人在这样的局势面前都必须停止吸烟，再没有任何其他的借口。即使我用金盘托着香烟敬献给你，你连碰都不会碰一下，因为如果必须要以深爱之人的生命作为代价，你肯定不会再继续吸烟。

"是的，但是，"你或许会说，"这与实际情况完全不符！没有人会因为我吸烟而死去——如果有别人在场，我一直是在去阳台上吸烟，他们不会有吸二手烟的危险。"

我会告诉你，这并不重要，而且这不是我们要探讨的重点。这个思维练习已经向你证明了一件重要的事情：如果你真的想做，是完全能够戒掉香烟的，马上。所以几乎所有的女性决定要生孩子后马上就能戒烟，即使之前她的烟瘾很大。你所需要的只是一个足够强的理由，而这个练习会让你感受到内在潜藏的力量。你完全可以做到，现在你也知道这是一种怎样的感受。

这种感觉并不抽象，因为就像你深爱着你的孩子、伴侣、父母和好朋友一样，他们也同样深爱着你。这些人看着你每天因为吸烟而受到伤害，会感到非常无奈和无助，他们会为你担忧，害怕你会生病。对于他们而言，担心你会因为吸烟死去的想法是非常现实的一种困扰。如果你因此而去世，无疑会给他们带来伤害和痛苦。你深爱的人会因此痛断肝肠；你的爱宠，家里的狗或是猫，会被送到动物收容所，或者去流浪。它们甚至可能会因为悲伤而绝食。如果你不能为了自己考虑，请你从现在开始为别人考虑，为了那些你爱的人、你爱的动物，戒烟吧！

因为你本身就很宝贵

这个思维练习还点出了一个核心问题，那就是价值的问题。那些你珍爱的人们重要到你可以为了他们戒掉吸烟的习惯，难道你自己就不值得这样做了吗？如果你迄今为止从来没有认真思考过这个问题，不知道该如何回答，也请你不必忧虑，因为你心里对这件事其实是有一个自我评估的，有一件事可以佐证：你已经做出决定买下了这本书，想采取措施解决吸烟的问题。即使这本书只是别人送的，你也做出了决定去阅读它，而不是把它丢在角落里。这样的决定说明，你确实有戒烟的愿望，由此也可以证明，你心里也认为自己应该停止吸烟。

你不需要放弃任何东西。你可以在休息时间继续休息，可以很好地处理遇到的压力，在思考问题时头脑会更加清晰。而我会帮助你理解，为什么你会吸烟——真的不是尼古丁的原因！如果你真的懂得，并在心底里充分理解自己吸烟的真正理由，那戒烟就完全不是问题。你一定要相信我！

再次写下戒烟的五个理由

现在还有一个任务，请你不要跳过去，把它写下来才能进行下一步。请再次拿起本子和笔，想象一下，我是你的戒烟教练，正满怀期待地站在你面前。把我说服，就是你现在的任务！

·必须马上戒烟的五个理由

请你写下现在必须戒烟的五个理由。正如一直以来所做的那样，请不要只是思考问题的答案，而是要写下来，切实地落在纸上。我知道，你已经回答过类似的问题，没关系，这其实是件好事，因为只有相似的问题，没有完全相同的问题。现在我们要讨论的并不只是"可能"和"也许"，请马上开始写出答案：你现在为什么要戒烟？

·戒烟后将来生活的五个积极变化

在找到现在必须戒烟的五个理由后，作为戒烟教练，我再给你提出下一个问题：不吸烟会使你将来的生活发生哪些积极的变化？请把答案写下来，它可以涉及你生活的方方面面，社会关系、健康情况、你的心情、房屋状况、财政收支等等。你的理由也可以与之前的答案重复，如果是这样的话，就说明这个理由对你而言很重要。你也可以写自己通过阅读和学习而了解到的内容。

等你写完以后，请找一张空白的纸，最好是一张漂亮的信笺，或者至少是一张厚厚的打印纸，因为它将是一份重要的档案材料。材料的格式如下：

与自己的协定

我，（姓名）_____，心意已决，从今天开始不再吸烟！

我要马上停止吸烟，因为：

1）

2）

3）

4）

5）

我的生活将由此发生如下一些积极的变化：

1）

2）

3）

4）

5）

我将抛掉过去陈旧的思维模式，敞开心胸接受新的人生。我会将自己视为生命中的至宝。我值得健康和被爱的生活。我要为自己和我的身体全权负责。我要踏踏实实、有条不紊地执行扬·贝克尔的计划，按照指示来做，达成我的目标。

我已经决定了，不再吸烟。

（签名）

（日期）

在潜意识中烙下印迹

你或许会觉得这个协定有些夸张，甚至可能觉得受到了我的约束，因为我总是在强调亲手把你的目标写下来是多么重要。现在我告诉你，写下目标并亲手签上名字，这是一个古老的、经过无数次验证的有效方法，所有的特工对它都非常熟悉，使用起来也得心应手。

提前说明：说这么多当然不是为了骗你，我所做的主要是为你讲解一个高效的方法，它能够"重新编辑"你的潜意识。写下目标的时候，我们首先必须将脑中的想法整理成清楚的句子。想法在没有表达出来之前往往是模糊而混乱的，而我们的潜意识无法理解这样模糊混乱的想法，所以无法将其付诸行动，它需要清晰的指令。

我想通过一个现象向你说明将想法写下来的作用，它在朝鲜战争后的美国引起了巨大的震惊。

有些曾经被俘虏的士兵回家后已经接受了共产主义思想，还有一些士兵战后并没有回到美国。发生这样的事并不是因为中国人对被俘虏的美国士兵施加了明显的压力，而是他们通过不同的方法对士兵进行了意识形态上的改造。

中国人下达的其中一项任务，是让士兵们仔细考虑他们不喜欢美国的什么东西，然后把它们都写下来。即使这种行为是被迫进行的，年轻士兵们的注意力也会被引导到别的地方去。他们不再想去光耀自己的祖国，这本来是部队期望他们去做的事情，相反地，他们开始走上了批判的道路。然后，士兵们被要求在自己写好的清单上签字。

通过这种方式，非正式的清单成了一份官方的文档。签名只有两个词，姓与名，但几十年的人生经验告诉我们，人对自己的签名应担负起责任。我们的潜意识对这一点也很清楚，所以对于我们已经签过名的东西，潜意识会给它盖上"重要"的印章，而且会想先把它处理好——亲笔签名之后，那张纸就变得重要起来，它会清晰地留在我们的记忆中，我们在潜意识中会将签名认证过的东西作为必须付诸实践的对象。

中方按照这种模式对被俘虏的士兵进行了效果显著的思想改造。年轻的士兵要把批判美国等国家的想法或者学习共产主义的积极性写下来，然后他们必须要在其他俘虏面前大声念出自己写的文章。这种方式非常巧妙，因为大声的朗读会将写下内容提升到一个更高的层面，变成必须完成的任务。大家会觉得对自己在公众场合下进行的宣讲有必要言行一致，即使这种表态并非出于自愿。除此之外，通过听到所读的内容，大脑神经系统还会再次巩固对文字的记忆。刚开始的时候，他们受到的影响是悄无声息的，但之后士兵们的想法会越来越接近他们所写的内容。

这种方法有一个狡猾之处，文章的内容确实是士兵们亲手所写，尽管写文章的场合有些特殊，但这实际是对相关主题进行的批判性学习，所以在一定程度上，士兵们写的内容会成为他们自己的想法。如果条件更加正面或被俘虏者没有抵触，那这种方法会更加成功。同一时期中使用的强迫、暴力和压迫手段对人的潜意识反而没有任何影响。

尽量明确地表达目标

人们越自愿或越有动力达成某个目标，使用这种写下来的方法就越会有效。与自己签协定这个办法是个绝妙的主意，然而效果更佳的做法是将这个协定公开，把它告诉你的家人和朋友，挂在你的办公室里，或者拍照发在网上，你得到的每一个"赞"都会增加你要完成此项目标的责任感。也就是说，你会更加严肃认真地对待自己的决定，并抱着一种"请拭目以待"的态度进入到积极的角色中，努力成为无烟者。

它会帮助你度过刚开始戒烟的那段时间，直到你已经接受了自己已成为无烟者的事实。等你经历了几周都没碰烟的成功之后，潜意识会形成一个激励的信号，从这里开始，你会一直对自己重复这种自我激励——"我不吸烟"。它已经成为真正的事实，而你的潜意识也已经自愿接受了这个事实，并将继续遵从和维护它的存在。

·晃动你的身体，宝贝！

你的无烟新生活现在真的开始了，心里有没有不太舒服的感觉？如果有的话，我告诉你一个小方法，在我登上舞台站在聚光灯前觉得紧张不安时，它总是能对我有所帮助。你感兴趣吗？

请你站起来。现在请你晃动整个身体，直到你已经达到清醒和专注的状态。晃动你的胳膊、双腿、躯干和脑袋，让身体的每个部分都活动起来。请你像重金属摇滚乐手一样摇晃身体，让肌肉放松下来，使血液流向大脑。通过晃动，消极的想法会慢慢消失，你会变得更加专注。我在上台之前经常做这个晃动身体的练习，让自己把注意力集中在出席活动的人们身上，告诉自己：现在已经开始了！

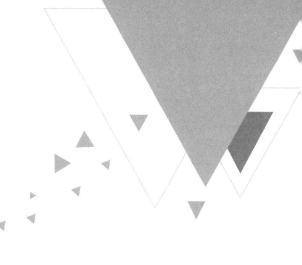

Chapter **07** >>>
**我们内在的心理活动：
为什么我们只相信经常听到的东西？为什
么说戒断症状是一种会变成事实的假想？
香烟和消防车有什么共同之处？**

　　根据世界卫生组织（WHO）的统计，全世界范围内每年约有六百万人死于吸烟引发的疾病，其中三分之一罹患癌症。这是一个悲剧。

　　65%的烟盒上都印有吸烟者肺部的恐怖图片，还有他们腐烂的双脚和瘦骨嶙峋的身体，这些都是为了让人们在刚开始的时候就不要沾染吸烟的恶习，然而这种做法毫无用处。虽然吸烟者看到这些图片心中会有不适的感觉，愧疚感多少也会有一点，或许一些非常敏感的青少年会因此退却——不过我对此表示怀疑——但在其他情况下，吸烟者的数量应该不会因为这些图片产生什么变化，最起码在吸烟成瘾这种说法没有消除的时候不会改变。只要烟民还根深蒂固地相信吸烟成瘾就像吸毒成瘾一样，他们就不可能持久地戒烟，即使他们愿意努力尝试，也会觉得戒烟无比困难。正因如此，戒烟者重新开始吸烟的概率非常高。

　　许多客户在第一次见我时都会说："我听说，吸烟就像吸海洛因一样上瘾。"你知道吗，其实这种说法我在某个时候也曾经听过。正如大多数人一样，我不知道这种说法从哪儿来，但是我知道这种说法是个谬论。所有的谬论都没有事实的支撑。老友们聚餐时、茶歇喝咖啡或参加宴会的闲聊中，这种论断会被不断地传播。然而问题在于，如果听得多了，或读的次数多了，任何信息都会显得跟真的似的，人们往往就会信以为真。我们的心理机制就是这样。

　　我有一次读到一个由美国的一家大学生杂志社完成的试验，非常有趣。人们把一些杜撰的词插在文章中，这些词在英语和其他任何语言中都不存在，只是一些字母的无序组合，比如"kalimap"或"flarzu"。有些词语在文章中使用的频率很高，其他的只出现一到两次。

　　大学生读者们并不知道自己参与了这样一个试验。他们在遇到不懂的词语时总是直接跳过去，并没有发现文章有什么异常——这是大脑熟能生巧产生的技艺，不符合期待的东西会被筛选出去，你还记得那只夜晚中灰色的猫吗？然而潜意识会对这些不同寻常的词语留下印象，不久后会进行反刍。那些看到错误生词的大学生很快会反应过来，并认为文章中的一些词来自另外一种语言，然后他们会猜测，哪些词语的含义是正面的，哪些是负面的，最后的结论是，经常看见的词语含义应该是正面的，不常看见的那些应该是负面的。

让人瞠目结舌的结论，不是吗？

重复是护佑也是魔咒

如果经常看见某个东西，人们就会将其当作积极的、真实的、值得相信的，这在进化的意义上来说原本是一种保护机制。

对我们的祖先来说，在到处寻找食物的过程中，不熟悉的领域总是意味着潜在的危险，他们必须小心谨慎、缓慢地行动，因为每棵树后面都有可能藏匿着一只剑齿虎或其他凶猛的野兽。他们慢慢摸索，然后发现附近没有剑齿虎家族，也没有什么吃人的猛兽。除此之外，他们还学会了怎样绕开泥泞的沼泽和陡峭的山坡。通过不断的重复，我们的祖先慢慢熟悉了陌生的环境，那些经常接触的事物被储存在意识中，成为可以信赖的存在。这种情况下的重复完全是一种学习。

我们的基因之中至今铭刻着这种习惯，对新鲜事物首先抱持观望的态度，我们是在保护自己不受意外伤害。这种与时间挂钩的心理机制对我们来说是护佑也是魔咒。说它是魔咒，举个例子，排外现象正是由此产生的：从未有陌生人出现过的地方才是最宽广的。

这句话听起来有些矛盾，但通过心理学的知识来看就变得很有意义了，因为每个人应该多少都有些怕生。这种恐惧感其实和陌生人本身没有什么关系，它产生的原因是人们对陌生人的不了解，不了解就会有偏见。与陌生人之间缺乏沟通才是真正隐藏的问题，只有通过接触和沟通，和陌生人互相之间有了了解，才能成为彼此的朋友。

另外一个方面，过度的重复也是一个问题，人们总是在自己所处的环境中有一些不断重复的排外性偏见。所有这些现象，人们在表现出来的时候本身往往并不自知。

在催眠疗法中，人们无意中利用了重复的力量，以巩固潜意识中具有正面影响力的、希望被达成的信条，同时削弱那些让生活变得沉重的陈规陋习。

再次回到吸烟的话题。大家总是到处闲谈，来回倒去地议论，说吸烟会上瘾，有时候还会添油加醋，说吸烟会让人产生一种严重的依赖，就像吸食海洛因一样（这个认知建立在我们预想的基础上，那就是海洛因非常有可能会使人上瘾，之前你在第一章中已经读到过）。这种说法如果长期不断地在身边出现，我们早晚会相信，如果不主动采取一些措施，这种认知就会悄悄进入我们的潜意识。此类不断重复的说法到底是真是假不重要，得到信任与信息的真假没有关系，只要它无处不在地出现在生活中，我们无数次看到"吸烟会让人上瘾"这句话，就会相信它。人们无须有意去发现这句话，只要三分之一的烟盒上出现这句话就足够了。即使现在把香烟塞进时髦的包装盒，避免警示露在外面也于事无补，"吸烟会让人上瘾"已经被人们广泛接受了。

如果你曾经坚定地相信身体对香烟有依赖，你也就会认为，从这种依赖中摆脱会很困难并充满痛苦，然后你会觉得自己得付出很高的代价才能停止吸烟，你会认为要经历疼痛和其他戒断症状的折磨才能成功。

我们总是得到我们相信自己会得到的东西

我们曾经借助一些例子来观察深植心中的想法对人会有怎样的影响。我们曾经做过这样的设想，某位年轻女士最担心的情况是停止吸烟后体重会增加，也许她碰巧有个戒烟之后真的迅速长胖的女性朋友，于是每当这位女士想到戒烟，这位朋友就会浮现在她的脑海中，戒烟会变胖对她来说似乎成了必然会发生的事情。

这种设想是一种非常有效的心理暗示，当事人怀抱着一种强烈的预感，认为某个事情必然会发生。当然这位女士同时也会有一线希望，希望自己的担忧最好不会成为事实，在戒烟后自己依然能够保持窈窕的身材，但是这种希望相对于被基本确信的担忧来说非常渺小。人们的期待往往会沿着预设的方向走下去，最终成为现实。

假设在这种情况下，这位年轻的女士在忧虑中仍然决定要戒烟，于是谨慎起见，事先她就会告诉自己不要向想吃高热量食物的欲望投降，苗条的身材更加重要，自己最后不能和那位朋友一样变胖。这样的预想会让她迎来一段艰难的日子。为什么？非常简单，她会把将来每个与食欲或饥饿有关的信号理解成戒烟带来的副作用，尽管这是身体最正常的感受。不管吸烟还是不吸烟、婴儿还是老人，大家每天都会经常想吃些什么，但是因为这位女士的注意力全都放在了自己恐惧的事情上，所以对于她而言，饥饿和食欲会被放得非常大，以至于几乎很难忍受，她会觉得自己在这些感受面前非常煎熬和无助。

然而不仅仅是如此。只要这位女士想到正常情况下自己此时应该已经吸完了一支烟，那么就像之前预料的那样，她会产生一种很难抑制的食欲。这种食欲极有可能不是对于生菜和胡萝卜的欲望，而恰恰是针对那些她理智上禁止自己摄入的高热量食品。在这种时候，薯条、巧克力等被禁止食用的食物反而会首先闯入意识中——越是不被允许，越是更加渴望。

我们想象一下，这位年轻的女士每次都会想吃一块夹心巧克力，而为了不变胖，也许她会往嘴里放一块口香糖作为替代品。但口香糖毕竟不是夹心巧克力，它在味道方面很糟糕，而且最重要的一点是，嚼口香糖的过程会刺激胃酸和唾液的分泌。身体对于进食过程中的咀嚼行为会做出相应的反应，如果在这之后没有任何食物进入胃里，身体就会发出警报——饥饿，然后她就再也无法拒绝夹心巧克力的吸引，甚至还会吃掉两块。

　　除此之外，对于这位年轻的女士而言，长期面对香烟和甜食两种诱惑并始终坚持拒绝是非常折磨人的。当她经过一段时间的苦修后，很有可能就会在某个时刻忍耐不住，然后选择她认为危害较轻的一项：夹心巧克力或者香烟。于是，她完全有理由认为，自己之前"戒烟肯定会发胖"的想法是对的。当这位女士为了不去吸烟而吃掉平均50卡路里或更多能量的食物时，变胖就成了必然。或者还有一种可能，那就是复吸。

　　这种情况就是一个非常典型的例子，说明人们会因为设定某些预想而使之成为事实。

　　再举一个例子：假设有一位管理者，他的脾气很暴躁，觉得吸烟能够安抚自己的情绪。我们之前也提过，虽然香烟中有上千种化学物质，但是没有一种具有安抚或镇定的功能，恰恰相反，其中还有一些物质让人更加不安，比如会造成心跳加速的一氧化碳，但这位管理者并不这样认为，他从停止吸烟的那一刻开始，就会对每一丝情绪上的压力和不安格外敏感，并将其归结到戒烟身上。事实上，每个人每天在不同的时候都多少会有不安的感觉，如果人们不去过分地关注它，它在大多情况下都会转瞬即逝，所以这件事情的主要原因还是过度关注！

　　因此，如果人们真正地理解了吸烟过程中会发生哪些事情，就会明白戒烟并不会变胖，也不会因为停止吸烟而无法应对所遇到的压力。

·对付所有情况的锦囊妙计

或许你因为害怕所谓的"戒断症状"，已经犹豫了很长时间到底要不要戒烟了。对于戒断症状的预想实际上属于后天习得的一种认知，即普遍认为的"戒烟很难"这种说法。

很多人开始戒烟的时候都不会只出现一种戒断症状，因为人们常常忽略心理因素的影响，但其实我们的心理拥有非常巨大的力量。哪怕单单只是预料到戒烟后会出现不适的症状，你也会出汗、颤抖或者变得更加有攻击性。或许你还想用巧克力、糖果或薯条来代替香烟，简单来说，只要有想去拿烟的冲动时，就去拿别的东西来替代。

如果你害怕这样的时刻来临，有一个好方法：如果你确实出现了上面所说的某些情况，请你清楚地告诉自己，这只是刚开始时的一个阶段，很快就会过去。这种方法是有效的，因为如果产生了上面所说的情况，就意味着你本身就非常容易受到催眠的影响，自我暗示会在你的生活中发挥作用。

我会建议来咨询我的所有客户——不论他们来找我是因为什么问题，是吸烟、蜘蛛恐惧症还是乘飞机恐惧症——找一张小纸条，在上面写一句话，并把这张纸条装在随身携带的钱包里，将钱包牢牢抓在手中。这句话就是：

"它很快就会过去！"

这句话的意思是，没有什么东西会长久不变。它适用于生活中所有的事物，一切都在运动变化中。

美好事物的逝去有时会让人感到痛苦，但若是没有风雨，我们或许也不懂珍惜晴好的夏日，所以当我们体验到美好的事情时，这句话就显得很宝贵了。它提醒我们要活在当下，学会敬畏生活，调动所有的感官尽情地享受现在，因为我们所拥有的一直只有此时此刻。只有当下才是真实的，过去的已经成为历史，而将来如何并不确定。

而在不那么美好的东西面前，这句话又有些安慰的效果。我们现在受的伤，不管伤口多大、多难以弥合，看起来有多丑陋，或多让人疼痛，几个月之后也只会留下一道疤痕，坚持到那个时候只需要耐心等待。接受并不好看的愈合过程：伤口刚开始时会流血，然后慢慢结痂，最后结痂处还会发痒……我们会忍受所有这一切，因为我们知道伤口总有一天会长好，我们知道所有的一切都会变好。"伤口会愈合的！"这是人们经常提起的一句话。

对于人们臆想出的烟瘾，等待它过去甚至比伤口愈合的过程要快许多。几天以后，一切所谓"戒断症状"都会消失——只要你始终坚定自己戒烟的决心。这里有一个很容易就能跨过去的小障碍，为此我们也会继续给出非常有效的方法，而且之后的章节中还会进行详细的阐述。

整件事的美好之处在于，坚持戒烟会使你得到许多好处，仅仅是成功和努力本身就会让我们的身体分泌多巴胺！戒烟当然还会带来更多积极的事情：经济方面省了一大笔钱；身体吸入更多新鲜的氧气；牙齿也变得更漂亮，皮肤更光滑，面色也更加红润；压力更小，健康得到改善，生活更有希望……如此种种，不一而足。

如果你哪天认为自己可能出现了某种所谓的戒断症状，请你拿过那张纸条，告诉自己，很快就会过去！

重新拿回生活的控制权

人体会对于香烟产生依赖是个以讹传讹的谬论，你要认识到这一点，它会使你戒烟的过程变得更容易一些。请你经常把这句话拿出来反刍一下。与戒烟会让人体重增加、压力增大的谣传类似，对香烟的依赖也纯属无稽之谈。如果你认识到这个谬论背后的运作机制，了解自己被骗许久的原因，就会很快从误解中走出来，从这一刻起，你便重新拿回了生活的控制权。没有一种依赖性是完全不受你控制的，这样的东西从来不存在。你自己能够决定自己的生活应该怎么过，完全自主地决定。

你曾经吸入的每支香烟都是出于生活习惯，除了刚开始吸烟的时候，那时候是正在建立这个习惯。

我之前已经提过，想要吸烟总会有一个时机和理由。现在请再一次拿出你的笔和本子。现在我们要对你个人的吸烟情况进行更加细致的分析，因为有时候引发吸烟的理由并不是显而易见的。这里举一些典型性的例子，大部分吸烟者都会在以下一些时候点燃一支香烟：

——用餐以后；

——喝咖啡时；

——进到车里之前；

——感受到压力时；

——电话铃响起时；

——其他情况。

这样看下来就非常清楚了，无非是生活习惯导致的问题：A事件先发生，这是引发吸烟的时机或理由——电话铃响了，或者压力来了，诸如此类——B事件被触发。也就是说，虽然我们会产生对吸烟的渴望心理，但实际上我们真正想得到的并不是香烟，而是其他东西。

为了能够对引发你吸烟的理由进行个性化的分析，请你问自己几个问题：

你在吸烟前都做了什么？吸完之后呢？你是不是总在开始做什么之前想要吸烟？比如整理税务档案、打一通让人不太舒服的电话等等，你可以通过吸支烟将那些讨人厌的事务往后推迟几分钟。觉得疲惫的时候，你是不是会点上一支烟？无聊的时候呢？刚吃完饭的时候呢？性行为之后呢？或者是和妈妈打完电话以后？你想让自己更舒服点的时候？出门旅行时临登车之前是不是要抽支烟？

每个吸烟者都有这样一些个人化的理由。这里我再次重申：你不是因为香烟里的有毒物质而上瘾，想吸烟这件事和尼古丁没有关系，而是和与吸烟相连的时机有关。吸烟成了日常生活中的一种仪式，一方小小的世外桃源，因为所有这些吸烟的时刻中好像都包含了一些让人积极起来的东西，但实际上，这种积极和吸烟没有一丝一毫的关系，它只是一种外在凭借，让大家才会觉得它一直都在。这就像是我们看到火灾事故现场一定会出现消防车，于是就把消防车归结为火灾的起因一样荒唐。

不是的，吸烟者们真正想要的其实并不是香烟，而是几分钟的休息时间，使自己能够从不舒服的情景下短暂地抽离出来，一个人静静地待一会儿。他们想要给自己一个自我放松的空间，一份被营造出来的舒适感，或者一种融入大众的群体感，如此种种。

请你现在再次检视所有的情景，记下那些自己需要休息和放松的理由，比如疲惫感、无聊感、孤独感或沮丧感。不过吸烟也有可能是一种已经后天养成的习惯，比如饭后吸烟、喝咖啡时吸烟、接电话时吸烟……

　　请你想一下，你按照我的方法来做，不但可以戒烟，而且不会失去那些与吸烟相连的享受时刻，此外你还能获得生活的乐趣、活力和健康。你仍然会体会到那些美好的感受，但是不需要借助于吸烟，一切都是自然而然。

　　不过请等一会儿！我们还"忘记"了一些重要的东西。

　　直到现在我们还完全没有注意到一个关于吸烟的基本观点。香烟还有一个附加品。吸烟者每一次吸烟，都会为吞云吐雾的行为本身所陶醉，而它实际上与任何情景和理由都没有关系，这是一种你无论如何都不应该失去也不想失去的东西。

　　那么这种神秘的东西究竟是什么呢？请继续阅读下面的内容。

Chapter **08** >>>

继续保持：
作为曾经的烟民，怎样戒掉香烟但仍保留
自己喜爱的习惯？怎样保护自己免受超负
荷心理压力的伤害？

现在请你再一次仔细考虑，当你点燃一支香烟的时候都是怎么做的。请把这个过程中的步骤逐条写下来，像这样：

——从烟盒里取出一支香烟，把它衔在嘴里。

——拿出一个打火机或一盒火柴，把烟点燃。

——然后深吸一口气，在胸腔中含一会儿，再将烟雾吐出。

听起来并没有什么特别之处，实际上也确实没有，你只是改变了自己的呼吸节奏。

你要知道这一点：正常情况下，也就是说不吸烟的时候，类似这样的深呼吸会使氧气的摄入量增多，即使吸烟时吸入的一氧化碳会抵消这种效果，深呼吸也会给我们的身体和潜意识发送出放松的信号，而这才是帮助我们处理压力的真正方法，也是你在吸烟时感觉平和的原因。呼吸节奏的变化让你能够更清晰、更专注地思考，也在你和需要处理的事情之间留出必要的距离，使你能够找到更好的应对方式。

吸烟者在日常生活中都是冥想大师

这句标题的意思是，吸烟的人都有冥想的习惯。

前面我们在1号脚本中描述的呼吸冥想练习，你应该一直都在做。现在想想它，你会发现每个吸烟者从本质上来说都是一位冥想大师，香烟之于吸烟者的重要性正如曼陀罗之于瑜伽冥想者：它是一种工具，能在某些特定的时刻让人们减缓呼吸的节奏，并通过这种方法来放松自己，让自己专注于当下，专注于此时此地。

每次冥想都是从专注呼吸开始的，人们要把节奏平平的呼吸调整成深呼吸。吸烟恰恰也经历了相同的过程。当人们点燃一支香烟把它送到嘴边时，也就进入了深呼吸的节奏！基于此，吸烟时会释放出更多的多巴胺——不是因为摄入了尼古丁，并不是，是因为我们在吸烟的时候进入了冥想。

在这场冥想中，香烟的作用是非常重要的，之所以这么说，是因为它有效地改变了吸烟者的呼吸节奏。现在请你考虑一下，一支香烟能维持多久？这当然和深呼吸的间歇长短有关，不过可以大致得出一个结论，抽完一支香烟的时间大致在两分钟。如果你有意识地做两分钟的深呼吸，也会很自然地放松下来。

但是吸烟作为一种放松的办法来说有很大的缺点。我曾经指出，吸烟的同时会将一氧化碳吸入身体，使其进入血液循环系统。请你回忆之前书中讲过的内容：一氧化碳会与血液中的血红蛋白相结合，但血红蛋白本来应该与氧气结合，并将其运送到身体的每一个细胞里，而现在一氧化碳抢占了氧气的位置，身体的氧气需求会因此而上升。

潜意识会发出求救信号：喂？有人吗？我要呼吸！

或许你有时在压力环境下会忽然有要吸很多烟的感觉，你可能会觉得身体对香烟的需求突然增加了，但你的身体在此时所要传达的信息其实是：我要呼吸！我需要氧气！这种时候，你可以把香烟想象为一根塞了一氧化碳的管子。由于一氧化碳，进入血液循环系统的氧气减少了15%，血液中运输的氧气不足会导致身体因缺氧而发出警报，但身体和潜意识组成的系统并不知道，潜意识会发出命令，把呼吸调整得更深。也就是说，潜意识的运行让吸烟过程中的呼吸幅度变得更大，吸入的空气留在肺里的时间变得更长，这样一来，反而会让更多的一氧化碳进入体内，身体发出的求救信号会更绝望。吸烟者完全曲解了身体发出的信号，香烟会越吸越多，这是一个无止境的恶性循环。

从现在开始，你要知道，如果你感觉自己因为想要放松或压力太大而必须要吸一支烟，这绝对不是因为香烟或其中的有毒物质能够发挥什么积极的作用。尼古丁不能，其他的物质也不能。香烟中所有的物质都没有让人松弛的功能，恰恰相反，它们让情况变得更糟。你的身体会告诉你更多：请进行深呼吸，因为我要放松！请进行深呼吸，因为我要氧气，我要清楚地思考！

· 深呼吸（5号脚本）

你已经看见了，吸烟的作用无非就是深呼吸的作用，所以我们从现在开始就只讲呼吸的作用，不说吸烟了。请你现在立刻试一下。你可以再把脚本读一遍，同时按其描述的步骤来练习。详情如下：

深深地吸气，让空气顺着鼻腔进入身体，

然后用嘴呼出。

请保持清醒。

慢慢地，

感受氧气怎样充满你的肺部。

请想象，氧气怎样进入到你的血液之中。

然后重新用嘴呼出。

所有这些都慢慢地，清醒地去做。

再做一次：

慢慢地，

清醒地，

用鼻子深深地吸气。

然后慢慢地，

清醒地，

用嘴呼气。

第三遍，也是最后一遍：

用鼻子深深吸气，

让氧气进入你的体内，

用嘴呼气。

你发现了吗？这些步骤基本上与1号脚本呼吸冥想练习差不多。你在不经意间已经体验了吸烟时的冥想经历，没有香烟也完全可以做得到，而且现在你会发现，如果没有烟雾缭绕的环境，没有一氧化碳和其他有毒物质，你的感受会更好，好很多。多么放松，多么清醒，这种体验何其美好！

让我们重新再做一遍吧！鼻子深深地吸气，用嘴吐气，持续练习两三分钟，感受那种自由。

你以后在想要放松时再也不需要吸烟了！

打开血清素的开关

请你再一次重复一遍上面的练习，深深地吸气，然后呼气，练习时间为两到三分钟。在这期间做出一个微小但至关重要的调整：请你面带微笑。它会带来不可思议的效果。微笑产生影响的过程就是所谓的面部反馈，你的大脑会认为，你这样做是出于一个值得高兴的理由。

这种效果在科学上已经多次被验证，作用机制如下：

我们一般都在感觉舒适或发生了好事的时候微笑，潜意识会将所有这些与微笑有关的情境储存起来。如果你研究过催眠，肯定会知道"心锚"的概念，也就是触发人物感受的一种信号，微笑就是心锚，能够调出一些美好的记忆。我们的身心系统已经学会把美好、舒适的东西和微笑结合起来，嘴角上翘意味着好心情。大脑会对微笑这个心锚产生反应，它会降低压力激素的分泌，降低血压，释放血清素。这种神经递质经常被称为"快乐激素"，因为血清素有提升注意力、改善心情的功效，此外还有许多其他有益于健康的作用，比如它能够调节胃肠道和支气管等器官的功能。

你当然不可能对所有这些作用都有所觉察，你只是简单地发现，微笑能够使人放松，消除压力，带来快乐，它能将深呼吸的效果增强数倍。

还有一点值得提一下：单单使用微笑或深呼吸的其中一

种，就足以与我们开始时提到的尼古丁的提神效应相匹敌，而两者结合则效果更佳，堪称无与伦比。这意味着你通过这个简单的小练习就能够取得超过吸一支烟数倍的积极效果，并且不会摄入任何有毒物质。你可以获得完全的放松，能够清楚地思考，片刻工夫你就已经摆脱了压力，还得到了好心情。

你看，在放松和减压的过程中你不需要吸烟，也不用放弃任何东西。我们之前研究过吸烟能够带来的积极效应，你不会因为停止吸烟而放弃其中的任何一项，现在这一点已经得到了证明。

我的休息时间是属于我的：请你务必要保持以往的习惯！

为了戒烟来找我的许多客户会有一个巨大的忧虑，他们问我："如果停止吸烟，我就被排除在朋友圈之外了，因为最好的交谈都是在吸烟的时候完成的。"他们担心不能再维持自己的社交生活，从而成为一个边缘人，或者他们有一种模糊的恐惧："如果停止吸烟，我的生活质量就会降低。"这种说法我们已经解释得很清楚了：对于吸烟者而言，这不是迷恋香烟，而是希望拥有烟雾的陪伴。

所以你应该已经发现，我想让你所做的事情是什么——请不要做出任何改变！请你继续在需要休息的时候休息！

每次你感觉自己应该吸烟的时候，请你中断自己的工作或手头正在做的事情，如果觉得不太习惯，可以喝杯水，然后走出去——但是不要吸烟。如果你一直以来早上喝第一杯咖啡时都要吸一支烟，那么现在请你给自己煮一杯咖啡，然后深呼吸。如果你坐在电脑边突然觉得很疲惫，以前这种时候都要站起来，然后出去吸支烟，那么现在请你站起来，走出去，深呼吸，但是不要吸烟。如果朋友们都围在角落里吸烟，你可以拿上一杯茶或咖啡走到他们当中。你的社交还是和之前一样，你不必因为戒烟就放弃之前的人际关系，你不用以吸烟作为社交认证的一个方式。当你有压力的时候，请你暂时离开造成压力的环境，还是和之前一样，请你走到门前，在那里深呼吸，手里不要拿烟，同时保持微笑。如果你之前每天吸烟40支，那么现在你每天需要进行深呼吸的机会也有40次，如果是每天20支，那么就是20次。

请你务必保持之前的这些习惯，这一点非常非常重要，可以说再怎么强调也不过分，你需要做的只是扔掉香烟。不久你就会发现，原来在日常生活中习惯性出现的香烟只不过是一种借口，吸烟主要是为了得到其他一些东西，而不是尼古丁。当你觉得想吸烟时，直接走出去，手里不要拿东西，也不要故意去"做点什么"，不过请你带一杯水，随着呼吸的节奏小口小口地咽下去，这样做能让你保持清醒，维护你的免疫系统，帮助排出身体内的有毒物质。你会发现，自己不久后会养成喝水的习惯，就像之前习惯了吸烟一样。你不会去想念烟雾缭绕，而是习惯了一杯清水，这样的转变对你的健康来说无疑是双重加分。

连接潜意识的特殊天线

　　虽然听起来有点奇怪，不过你在烟民生涯里无意中做了一件很棒的事情——你给自己安装了一根与潜意识直接相连的天线，它会对你的需求保持密切关注，当你压力过大的时候，这根天线会发出警报；当你已经非常疲惫，迫切需要休息的时候，它会发出清晰的信号；当你在办公室里软成一摊泥或者需要找人谈心的时候，它也会提示你采取行动。它会告诉你，如果头脑已经被各种喧嚣吵嚷、光怪陆离的东西塞满，要及时主动地进行放松。当你必须专注地思考重要事务时，它会给你发出信号；完成困难的工作后，它会提醒你，是时候犒劳一下自己了；如果你需要长时间坐火车、汽车和飞机，在这之前它会提醒你，再一次好好地呼吸一下新鲜空气。

　　这根天线非常宝贵，你可要仔细留意。它可以帮助你预防职业倦怠症，保护你不因孤独和压力而受伤。请你好好地维护它，把它打磨得光亮如新。而且令人庆幸的是，只要我们好好照顾它，戒烟之后，天线的作用仍然能得到发挥。所以，请你依旧照常遵从天线发出的信号指示，请你用深呼吸来代替吸烟，在休息的时候进行呼吸练习——保持舒适的状态，同时有意识地进行深呼吸。最重要的一点就是深呼吸，它是吸烟让人觉得舒适的原因。其实舒适不必以吸烟的方式来获得，所以我们应该讨论的不是吸烟，而是呼吸，这才是事情的真相。

每次当你的身体和潜意识发出警示：打住，我要呼吸！那你就直接照做，好好调整呼吸，但是不要像之前一样把一氧化碳同时吸入体内。

请你再次从头做一遍呼吸冥想练习。如果你想，也可以加上可视化的想象，吸入积极的能量，感受它在身体中循环地流动。请你无论如何要做到两分钟以上——你肯定明白，重复练习会使人进步：

深深地吸气，让空气顺着鼻腔进入身体，

然后用嘴呼出。

扬起嘴角，露出一个微笑。

保持微笑。

请想象，氧气怎样进入到你的血液之中。

保持微笑。

再做一次：

鼻子深深吸气，

记着面带微笑，

用嘴缓缓呼气，

微笑。

　　然后是第三遍。

　　请你感受氧气在身体里扩散的过程，享受能够清楚认知到吸烟的作用即深呼吸的时刻——吸烟的积极效用仅限于此。

　　数年来，通过吸烟获得的冥想经验已经使你成了冥想大师。如果我在一年前对你说，你可是一位瑜伽大师，你肯定不会相信，但是现在你已经知道了，当身体发出需要休息的信号时，你其实一直在改变自己的呼吸节奏。请你将这项能力保持住！但是从现在开始，你不再要用香烟来帮助调整了，让你放松下来的是氧气，请马上吸气，让这种生命能量灌满整个身体，不再像以前那样，让它被折中稀释。

　　再来一次，请你给自己设置两分钟的闹钟，用鼻子吸气，用嘴呼气，保持微笑的表情，在这个过程中重复地读下面的句子，直到闹铃声响起：

　　我在吸入氧气！

　　我在吸入生命能量！

　　我深深地吸气，再放松地吐出来。

　　我不吸烟！

　　好了，你觉得怎么样？这时候的感觉简直太棒了，深深地呼吸，让氧气充满身体，释放出令人愉悦的血清素。每次当你的潜意识呼喊说："主人，我要呼吸！"请你按照这个指示进行深呼吸。早上喝杯咖啡，晚上喝杯啤酒，白天注意休息，你的生活质量会因此获得显著改善，而你不必为此放弃任何东西。你要做的只是一切如常，唯一不同的只是抛弃之前的有毒物质。

为了使你觉得更简单可行，在接下来的章节中，我会教给你一个非常奇妙的工具：自我催眠。

Chapter **09** >>>
非常简单：
为什么说你在阅读本书时就已经处于催眠
状态中？戏剧手法怎样把你变成一个自己
期待成为的人？

什么是催眠？你应该可以想象得出，我经常被人这样提问，接受采访时、面对客户时、在讲座上，参加我节目的嘉宾也会问这个问题。如果要用一句话来表述催眠到底是什么，那么我的回答是：

催眠就是在非常放松的状态下将思想聚焦于一件事情。

詹姆斯·布莱德博士，19世纪一位苏格兰的外科医生，也是催眠疗法的一位先行者，他曾经也做过类似的描述。布莱德是第一批在手术中成功使用催眠术的医生。在他所在的时代里，手术时基本上没有镇痛剂可用，催眠的成功应用无疑是患者的巨大福音。紧接着，布莱德自主使用了"催眠（Hypnose）"这个概念。它的词源是希腊语中表示睡眠的单词"hypnos"，法国作家艾蒂安·菲利克斯·德海宁·杜·库维勒创造了它。十九世纪中叶，在布莱德的帮助下，这个概念在苏格兰传播开来，不过在这之后，布莱德更喜欢使用专业术语"Monoideism"，他认为用这个词形容催眠的整个过程更合适："Mono"是希腊语中表示"单独"的词，"ide"就是"Idee"（德语词，想法）。换句话来说，布莱德认为催眠的意思就是只有一个想法，人们把所有的感官注意力都集中在一件事上面。也可以这样说：催眠是一种冥想，其中加入了一个明确的想法。

布莱德经常被称为催眠疗法之父，因为他所写的关于催眠的文章在整体上与我们今天的催眠术基本相符。在布莱德之前，催眠术又称"磁流术"，这是布莱德开展催眠工作的基础，而磁流术与如今的催眠疗法并不相同。

18世纪末，德国医生弗朗茨·安东·麦斯默采用了一种治疗方法，先后在维也纳、巴黎取得了巨大的成功，为了庆祝，他将这种治疗方法以自己的名字命名，起名叫磁流术。他的治疗与今天的催眠疗法有很多不同，反而是与招魂（降神会）类似。他会采用各种"魔法"手段：手掌触碰、用手抚摸以及用"魔法水"来治疗等等。麦斯默发展出一套理论，认为生病是因为生命能量——他将其称为"流体"——失去平衡所导致的，而魔法措施能够帮助能量达到平衡状态。

以今天的眼光来看，他的方法所取得的成功并不是基于神秘的磁流治疗，而是因为患者在所谓的魔法营造出的气氛中能够得到放松，然后他们能够集中自己的注意力，生动地想象出不同的治疗方法是怎样将疾病从他们身体中祛除。也就是说，在这个过程中，他们运用了自己强大的想象力，并因此取得了良好的治疗效果——这一点倒是与现代的催眠治疗一致。

麦斯默对他所创造的催眠术的作用机制并不知晓。本杰明·富兰克林在巴黎做外交官时认为催眠术是骗术，并指责对病人进行催眠的麦斯默，说他的理论是建立在一种假说的基础上，即假设世界上存在"磁流"。他的指责深深激怒了麦斯默。

每天发生的转变：催眠远比人们想象的更加日常化

所有的催眠状态都有一个共同点：身体在催眠的影响下完全放松，精神则很清醒。达到这种状态并不需要催眠师，当你自己彻底放松而在精神中充满想象力时，也能产生这样的状态。让我们以阅读为例：如果你正在放松地读一本小说，已经被故事情节深深地吸引，忘记了周围的一切，那么这时你其实就是被催眠了。即使是读写实作品，只要其中的内容写得生动直观、趣味盎然，你也会经历这种催眠状态，重要的是书中描述的内容能够在你的想象中栩栩如生地呈现出来。所有能激发你想象力的书都是可以帮助催眠的书，它们有一种可持续性的效应，因为创造事实的是我们的想象，想象出来的东西在将来会变成现实。

这当然并不是说你读《爱丽丝漫游仙境》时要长时间地沉浸在爱丽丝的童话世界里，然后把所有读到的东西都在脑海中摹绘出来。举例说明，当我们读小说的时候，故事情节会在我们心里活灵活现地演绎出来，在这一刻我们"正常"的现实生活就被小说中的虚幻世界暂时替代了，而等我们合上书本，肯定还会再回到家里的沙发上来——这一刻就像从催眠状态中醒过来一样。

好小说也会使现实发生一点点改变，因为它会极细微地改变人们看待事物的角度，这一点在孩子身上体现得尤其明显。一个刚刚读过《爱丽丝漫游仙境》的孩子会突然开启魔幻的视角来看待日常生活中的各种事件，看看有没有一些东西可能像会说话的猫、跳舞的扑克牌或是能让人变大变小的魔力药水和蛋糕。孩子们还没有学会把这样的一些东西归类为"无意义"或"不可能"，所以他们对于世界的体验比成年人更加充满魔力。但是如果你是一位非常有幻想能力的成年人，读到一个好故事时，书籍的魔力会在一段时间内如霓虹灯一般点染你的日常生活，并通过这种方式来使它改变。或许我们在读完书后的几个小时里还沉浸在这种充满魔力的感觉中。

写实作品的作用机制有些不同。当书籍带给我们从未有过的新想法时，也会给我们的生活带来新的可能性。比如说，你在读本书时第一次知道了"其实吸烟的效果和调整呼吸有关"，然后你会发现，这种可能性会引发你心中的思考，此时此刻，你的大脑中只有这个让人兴奋的新想法——你进入了全神贯注的催眠状态。

请你一起做，尽量慢慢来

在进行模拟"真正"催眠的练习之前——在此过程中我们会用某些特定的新想法在你的潜意识里进行锚定——你在阅读本书时也许并不处于连续的催眠状态，但总归会时常进入催眠状态。

就像所有的书一样，当你在一个安静的、不受打扰的环境中阅读时，本书能最好地发挥作用。不是在去上班的地铁上，而是安静地仔细阅读每一句话，跟随着书中的描述一起思考、一起练习。就算你的速度较慢也没关系，而且正相反，慢是一件好事。我本人是"慢工出细活"的信奉者，也很推崇不断地重复，因为温故能知新，我们会从重复中获得学习。

有句俗语叫欲速则不达，速度快并不代表就能更快实现目标。如果在阅读的时候一目十行，跳过了一些重要的提示或段落，就会像一位急于赶路的自行车骑手没有看见"注意，路面不平"的牌子一样摔一大跤，跌到沟里去。这个比喻换到你的情境中来讲，就是戒烟的目标会在中途夭折。这可真让人恼火，你肯定也这么觉得吧？

出于此，请你把下面这句话牢记在心，我对所有的客户和参加讲座的嘉宾也会着重强调这一点，这句话就是：

孩子们要学会自己走路！

如果你有孩子，就会知道小孩第一次站起来的时候是什么模样。他/她的笑容能够咧到耳边，两只小胳膊张开着，好像要拥抱整个世界，他/她摇摇晃晃地努力迈出第一步，然后再扑通一声，屁股着地坐下来。这时候我们作为成年人应该怎么做呢？我们会鼓励他/她再接再厉，自己站起来，继续尝试，不断地重复，因为我们知道孩子们有学习的能力，我们知道必须要让他们自己去努力尝试才能真正地学会走路，没有人会认为最好要让孩子们一直坐在地上，因为走路这件艰难的事他们永远也学不会。不，我们敞开双臂，我们有充足的耐心，我们知道走路是非常简单的，只要先把地形弄清楚。

但是现在请你思考一下，你对自己所做的却经常与此相反。我们经常在心中对自己说，某些新的事情是我们无法完成的。如果某件事情不能一下子搞定，我们就会给自己泼冷水："这件事你不行，还是让它保持这样吧。"这种时候我们也需要鼓励，需要周围的环境耐心地包容我们，给我们空间来安静地学习新事物，就像刚开始学走路或者自己绑鞋带的孩子一样。

或许你还能想起刚开始学习绑鞋带的时候有多困难，那么现在呢？你已经完全不需要思考就能完成了。再想想看，你是怎样学习一种乐器的？你最早开车的时候是什么状态？刚开始进行一种体育运动时是怎样的？万事开头难。

不过，在刚开始的时候我们要问一下自己，是不是真的要学它，否则就会发生一件神奇的事情：如果我们不喜欢做却一直勉强自己，坚持不了多久我们一定会在某个时刻爆发，可能一点小事就能点燃导火索，然后便一发不可收拾。

所以请你像对待刚学走路的孩子一样对待自己，每走出一小步都给自己加油打气，对自己要有耐心，摔跤的时候要勇敢地爬起来，然后，或早或晚，你一定会达成目标，而且是自动自发地完成。

请你拥抱新的可能性

这里给你一个非常重要的提示，请你无论如何都要注意：请全心全意地相信自己的心愿。如果你按照我们的计划按部就班地实践，戒烟并长久地保持下去是非常简单的事，你有能力做一个幸福的无烟者，对香烟不再有丝毫迷恋。即使你曾经有过短暂戒烟后复吸的经历，导致现在相信戒烟一定会成功可能有点困难，但是请你务必坚定信念，敞开心扉，在你的脑中和心中开辟一块地方，接纳我在这里所说的新的可能性。

我的意思是说，请你不要双手交叉，斜靠着椅背说："我现在觉得有点紧张，不知道贝克尔说的这些东西管不管用。"这样的状态不是打开自己，而是封闭自己，你不是在积极地自我激励，而是在被动接受。在戒烟这件事上，你必须主动地调动自己，我不能代替你完成这个过程。如果你的想法是："我要试一下贝克尔的说法到底管不管用。"那么你的潜意识得到的指令就是要试验贝克尔所说的戒烟步骤，而不是本来应该要努力完成的事情——戒烟。你要弄清楚二者之间的区别，这一点非常重要。请相信自己能够踏踏实实地走好这条新的道路，然后你的身体和精神才会有长期坚持下去的可能：说到的就要做到。请你回想一下重复的力量。

扮演行为

"扮演"听起来可能有点像自我欺骗，但事实上不是这样的，每个哺乳动物都会有类似于扮演的游戏行为，而其性质与学习无异。小狮子们互相打斗的时候虽然也彼此撕咬，也许还会抓挠对方，但其实并不疼，不会留下伤口，而在这个过程之中它们却获得了真实的作战技巧。我们人类的孩子也在不断地进行这种扮演游戏，这是他们为长大成人所做的准备。即使是作为成年人的我们，学习一样事情的时候也总会先进行扮演，比如刚开始学习一种新的运动时，必须从头开始尝试整个运动过程，这个过程就是一种扮演。人们从扮演中学习，然后在某个时间点上，扮演会成为现实。刚开始学习时连球都接不到的网球新手就这样变成了网球运动员，而不相信自己的戒烟者也会慢慢学会信任自己，成为真正的无烟者。

请你想象自己是一个演员，现在正在扮演一个不吸烟的人。

顺便提一下，许多演员在为角色做准备工作时也会用到"扮演"的方法，它比体验派表演法或李·斯特拉斯博格表演法更为人熟知。这种方法要求演员尽可能全面地投入到要进入的角色中，真实展现角色的生活。有些问题非常关键，比如说"我所诠释的人物在这种情境下会怎样做"。给自己提出这样的问题会强迫我们的想象力发挥作用，真正地转换人物视角。李·斯特拉斯博格表演法研究得更加深入，加入了一些放松的技巧，经过放松之后，人们对于相关问题的思考就会变成一种催眠练习。这种尝试还会建立新的行为方式，于是演员就会真的变成自己要饰演的那个角色。

大家都知道，很多用这种方法来进入角色的演员，在演出结束一下子重新回到自己"正常"的日常生活中的时候可能会出现问题。他的家庭成员也会觉得有问题，这种感觉就像家里来了个陌生人一样。很多演员经历了一段时间的拍摄工作后已经深深沉浸在自己的角色之中，让他们从这个自己幻想出来的第二重身份里抽离就变成了一件非常困难的事。这种时候要完全出戏是不可能的，因为对他们的整个身心系统来说，在这段时间里，想象出来的东西已经成了事实，并且在大脑中留下了诸多印迹，新的习惯、新的观点——它们已经构成了他们的思维习惯。

进入无烟者角色的扮演也能取得这样的效果。你不用害怕失去自己本来的身份，因为我们这里的练习只与一件事相关，那就是吸烟的习惯，其他所有你的人格特质都不会受到丝毫影响。

· 要做些什么？

如果你不太能想象出不吸烟的人在某些情境下会怎样做，给你一个小建议：请你找到一位榜样！最好是身边你比较了解、喜欢的人，或者天生就不喜欢吸烟的人，你在很多场合都和他/她有交集。有这样一位具体的榜样在眼前，了解和建立无烟者的行为模式会变得容易很多。

事实是根据我们的期待形成的

请你进行角色扮演练习，要相信自己，最重要的是相信你所期待的事情一定会成为现实。请你建立这样的想法：现在我要做一个不吸烟的人，因为我想要好好感受这个世界。

我们对于世界的认知不会超出大脑的承载能力，所有我们能够接收到的印象不会一股脑儿地被纳入意识中，它们会先经过筛选，然后再被移交给我们的潜意识，而这个筛选过程是按照我们的期待来进行的。也就是说，从外部环境中能够接收和感受到的东西大多是符合我们期待的，其他的东西多多少少会被过滤掉，人们把这个自发进行的心理过程叫作"选择性感知"。

用一个小练习来解释：如果某一段时间内集中精神只去想"红的"这个词，之后你看所有的东西都会觉得是红的。当然在视野边缘肯定能看到其他东西，但它们都不在注意力聚焦的地方。这种感觉会持续到我们变换焦点。用这种方式来分析乐观主义者或悲观主义者就变得非常有道理了：有人认为杯子已经有半杯水了，有人却认为杯子还有一半是空的。

如果心中都是积极的期待，那么我们自然会主动去将想法变成现实。这不是什么神秘的法术，它只涉及一些心理学上的知识。如果我们心中有明确的自知，能够坚定自己的想法，微妙的事情就会发生：我们会在想象中增强对自己的信任感。也就是说，如果我们从现在开始设定自己是个不吸烟的人，然后看到自己的行为能够真的和无烟者一样，就会产生巨大的自信。我们会这样想：看看吧，我能行！然后真正的转变会在我们眼前慢慢展开，身体也会遵从我们的想象，毫不迟疑。

你不相信？请继续往下读。

Chapter **10** >>>
魔法时刻：
怎样立竿见影地看到精神对身体的影响
力？怎样通过一种方法直接摆脱吸烟的所
有负面影响？

催眠练习

现在我向你展示一种仿佛有魔力的催眠练习，让你看一下想象是如何快速而神奇地变成现实的。你所要做的就是全身心地投入练习，你的幻想越多，想象力越强，这个练习就越简单。如果你是非常理性的性格也不用担心，你练习得越多，取得的效果就会越明显。

· 变长的手指（6号脚本）

请你向前伸出双手，手心朝上，目光看向手腕内侧，你会看到一些垂直的纹路。请你把上面的纹路靠在一起，也就是说，请你把右手上面的纹路贴在左手的纹路上。接着请你把两

只手完全贴在一起。这些纹路本身没有更深的含义，我们只是
需要利用它们来完成相同的手部动作。

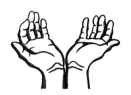

　　现在请你仔细看看这双像祈祷一样叠放的手，尤其注意看
两根中指，对于绝大多数人来说，其中一根肯定要比另一根短
一点。我们的练习就是手指练习。如果两根手指一样长，请你
随意找出其中一根，将注意力集中在上面。

　　现在请你把两只手分开，把中指较短的那只手放松地搁在
面前的桌子上。仔细观察中指的指尖，把全部的注意力都集
中在这根手指的指尖上，感受指尖下的桌子、指尖周围的空
气。你的所有焦点和思考都集中放置在了指尖，放在了身体的
这一个点。做到这一步非常重要。请你想象，你的指尖一直在
不断变长，越来越长，越来越长。请你想象自己钻入到指尖里
面，感受手指是怎样伸展变长的。

　　现在请你把手掌再次按照手腕处的纹路严丝合缝地叠放
在一起，就像之前做过的一样。请你现在再看一下自己的双
手，看自己的两根中指。

　　你看到了没有？是的，之前较短的那根手指现在至少和另
外一根一样长了，甚至还会明显更长一些。不过练习到这里还没

结束。请你保持双手交叠，然后阅读下面的文字。请想象我作为戒烟教练就站在你的身旁，把这段文字轻声地念给你听，让它直接通过耳朵进入你的潜意识中，这样或许对你有所帮助：

你很强壮，充满力量，既幸福又富有。

从现在开始，对自己说：

"我不吸烟！"

感受这种强健、有力又自信的感觉。

从此刻开始，每次当你对自己说"我不吸烟"的时候，都会感到自信在身体中澎湃地涌动，感到自己被涤荡和洗礼。你会有一种舒适感。

你会感到--种难以抑制的喜悦。

丢掉香烟非常简单。

从此刻开始，每次当你对自己说"我不吸烟"的时候，你都会感到自己长大了一些。

你非常强壮，充满力量，幸福而富有。

从现在开始，对自己说：

"我不吸烟！"

感受这种强健、有力又自信的感觉。

你非常强壮，充满力量，幸福而富有。

现在请你摊开手掌，重新把手放在桌子上，再次把注意力集中在原来的指尖，集中于身体的一个点，感受已经变长的手指下的桌面，感受指尖周围的空气。请你再次想象，这根手指现在还在变长，越来越长，越来越长，这根中指一直在长长。请你把注意力集中放在这一根手指的指尖上，所有的想象力都流转到这根手指上来，它正在变得越来越长。

现在请你把手再次按照纹路对齐，交叠在一起，然后重新观察两只手的中指，你会看到之前较短的手指仅靠想象的力量就能够变长。这难道不够疯狂吗？简直难以置信，潜意识中的东西能立刻对我们的身体产生影响。

请你现在感受一下，你的命运就在自己的手上。你想做什么就能做成什么，你相信什么就能完成什么，你生活中的现实会遵从自己的想象。你是个不吸烟的人，一切真的就是这么简单。

这个练习中发生的事情是：你有意地移动了焦点，把自己的注意力放在一根手指上，放在指尖——那个极为微小的点上。这样将注意力集中于一件事情的行为，我们之前说过，是催眠的关键和核心，现在你正将它用于自己的身体，所以这种聚焦会释放出巨大的力量。如果你把这些力量与自己的目标相连接，就像我们刚刚练习的那样，它会发挥出催化剂一般的作用。

从现在开始你已经知道，每次你说"我不吸烟"的时候都会感受到新的力量，会增强自己的信心，对于你来说，扔掉香烟是件很简单的事。不管什么时候，只要你开始有一丝怀疑的情绪，这个练习就是帮助你的急救锦囊。请集中注意力，具体地观察你的手指是怎样变长的，你会亲眼看见自己的想象力和精神力量对身体的影响。你有这个本领，想象出的东西会成为真正的事实！请你相信自己的想象力和潜意识，这二者都是帮助你的天使，它们会帮你成为不吸烟的人，并长期保持下去。请你保持练习，直到你清楚地知道变长的感觉究竟是怎么样的。

如果你的手指在这个练习中没有变长——这种情况非常少见，但也有可能会发生——那也不用慌张，因为有些人很难进入自我催眠，也或许是你压根就不在状态，如果是这样，你很快就会有所察觉：街上传来的喧闹声响传入耳中；心里突然升起不安的怀疑，比如刚才停车的地方是否禁止泊车；蚊蝇来回飞绕发出嘤嘤嗡嗡的声音，忽然有一阵发痒的感觉。如果以上两者都不是，那么你也许只是不太相信自己有这样神奇的能力。如果现在不能成功的话，请你重复这个练习，在一个安静的地方不停地重复尝试，直到最后你能够信任自己，到时候你就能看到这个练习确实是有效果的。

·磁性的V型（7号脚本）

现在我要给你介绍另外一个展现想象力的练习，它运作起来比手指变长的练习更快，因此不论你什么时候对自己的能力或想象力的作用产生了怀疑，都可以用这个练习来确认，支撑自己的信心。这个特别棒的小练习只需要花费你半分钟的时间。

请你像祈祷一样将手指交叉相握，然后把两手的食指向上伸，并向外侧伸展呈"V"型。

现在，看着指尖中间的空隙，想象你的指尖是彼此吸引的两块磁铁，它们之间存在着强烈的吸引力，感受两个指尖正努力地要互相靠近，不可抑制，无法阻挡，就像它们一定要签订某个和约一样，直到最后终于接触到对方。

现在请你说："我不吸烟！我非常强大，充满了力量和自信！我不吸烟！"

然后请你打开握紧的手指，开始享受自己的日常生活。

你的想象力具有神奇的效果，它会让你想象的东西成为现实。每个人都有这种力量，这种难以置信的奇妙神力。对于有些人来说，它真正开始发挥作用的时间要久一些，对另外一些人而言它马上就能产生效果，但速度快慢无所谓，走得慢也一样能到达终点，每个人早早晚晚都会达成目标。

在这里我想再次提醒你，在进行手指变长和V型练习的时候不要忘记配合呼吸，你的呼吸才是至关重要的部分：

——吸烟的时候，重要的其实是呼吸，而不是香烟本身。

——吸烟的时候，你会改变自己的呼吸节奏，不知不觉间进入引起冥想状态的呼吸节奏中。

——从现在开始，每当身体需要深呼吸时，请你有意识地调整自己，进入冥想的呼吸节奏。之前身体出现这样的需求时，你总是将它错误地理解成对于香烟的渴望。

——然后你深深地吸气并缓缓地吐气，深呼吸的同时脸上伴随着微笑，这种情况下你能获得最大程度的放松。氧气会流入身体的每个细胞中，大脑释放出血清素，它会让你的心情变好，让身体轻盈舒展，你会因此感觉更加放松。

请你缓慢地重复一次上面的步骤。你进行呼吸练习的频率越高，呼吸给你身体带来的积极影响就越多，对你来说效果就会越好。

怎样一劳永逸地摆脱所有消极影响

我的客户们经常相信一些关于催眠的浅显解释，他们认为我在催眠时会把香烟变得没有吸引力，让人没有想抽烟的欲望。事实上真的有使用这种小伎俩的催眠师，但这并不是正确的道路，因为这种方式常会产生一些副作用。如果我在催眠中将香烟和令人憎恶的想象联系在一起，那么吸烟者一想到香烟就会觉得恶心和厌恶，然而他/她有可能从此看见与香烟有关的东西就出现胃绞痛，比如碰见香烟售卖机时，或者在电影院看见插播的香烟广告时，又或者是在同事的办公桌上看见香烟盒时。有时候被催眠的人甚至连和吸烟的人交谈都不行，因为他们即使当时并没有吸烟，身上还会留有烟草的味道。这么不成熟的催眠会造成社交障碍，是行不通的。

我们强大的潜意识完全不需要这样的小手段。你在前面已经体验过，你的潜意识、精神、想象力对身体的影响是何其巨大，你能通过有意地使用它们而使自己的手指变长，你还把自己的食指变成了磁铁。借助这些简单的小练习，你已经亲眼见证了精神力量的无穷威力。

现在请你想一下，你在生活中是否经常会有感到压力很大的时候，比如有时你也许会盼望着有个人能够经过你的身边，接过你身上沉重的担子。与之相类似，吸烟也是你沉重的负担，不然你不会下定决心要戒掉吸烟的习惯。在下面的催眠练习中，你将了解到一种办法，它能够帮助你一劳永逸地甩掉一切吸烟带来的负担，没有任何阻碍和副作用。

·一劳永逸：最后的牺牲（8号脚本）

请你再一次拿起陪伴你戒烟的笔记本，翻到你回答第二章问题时的那一页。请你再次看一下第四个问题：

对你来说，吸烟的负面影响有哪些？

请你读一下，你在那时候写下了什么答案：害怕患上肺癌；对生命早逝的恐惧；吸烟花费的大量金钱，而它本可以用在其他的地方；身体的加速老化；不吸烟的爱人愠怒的神情；担心给孩子树立一个坏榜样，也许他们将来有一天也会如此效仿……所有这些顾虑都是你吸烟时背负的苦恼。

请把最后一盒烟拿在手中，找到一个安静、不受打扰的地方，让自己处在舒适、安宁和愉悦的氛围中。从烟盒中抽出一支香烟，像正常吸烟时那样将它夹在指间，然后注视着它垂直的横截面，集中注意力，专心从上往下观察它，仔细凝视被卷烟纸包裹的烟草。现在请你手中拿着烟，慢慢地、专心地阅读下面的文章，深入地想象所有的步骤：

请你想象，你把所有与吸烟有关的负面因素都拿过来了，并直接放进了烟草之中。
这些负面的东西缓缓下降，落入烟丝里，
然后穿过它们。

你列出的清单上的每一条，
一个接一个地，
你都把它放进香烟里。

想象一下，这些负面的东西都已经散落在烟草中，
确确实实地分散到了里面。

等待时间过去。
想象那个画面，清单上的负面因素在香烟中落下，
在烟丝中弥散，
把空间填满。
把所有的负面因素都放进香烟中。

你现在感觉到，
所有的负面因素都有了自己的位置，
所有与吸烟有关的负面影响都找到了自己的地方，
这个地方不在你的身体中，
而是在每一支香烟里。

你吸过的每一支香烟，
和你现在手中拿着的每支香烟，
里面都含有这些负面的东西。

你衣服上难闻的味道，
来自香烟。
有可能得肺癌的危险，

也是因为吸烟。

所有的恐惧、担忧、压力，

所有和吸烟有关的负面影响，

都隐含在每一支烟里。

每一支买来的香烟里，

每一支自制的烟卷里，

每一个烟斗里。

在这些地方有吸烟所带来的那些负面的东西，

真真切切地，

所有这些负面的东西都是来自香烟，

来自烟草，

与其他任何事物都没有关系。

请你仔细地注视着香烟，

它就是容纳所有负面因素的地方。

它是真实存在的，

三维立体的，

可以看得见、摸得着的。

从此时此刻起，

当你想要抽出一支烟的时候，会感到非常困难。

因为这意味着，

你会把所有这些负面的东西吸入你的体内，
你的身体会接纳这些不好的东西，
你在故意毁掉自己。

从此时此刻起，你已经知道，
这些负面影响并不是在房间中飘荡，
它们在香烟之中，
在烟丝里面，
在烟丝的空隙之中。
在每一片烟草叶里。

从现在这一刻起，
看到每一支烟，你都会知道，
如果你把它拿过来吸，
所有的负面影响都会进入你的身体。
这不是你想要的，
因为这相当于故意毁掉自己。

现在，你很快就要读完这篇文章了，手里拿着这支香烟。
请把烟盒和里面剩下的香烟一起拿在手里，
然后到处检查一下，别的地方是否还有香烟，
把它们收到一起，

然后一支一支地揉碎。

把搜出来的每一个烟盒捏扁。

然后把所有东西都扔掉，

扔进垃圾桶里。

想象一下，

你现在正在把所有的负面因素一齐扔掉。

永远地扔掉了。

如果你把香烟和它的负面影响统统扔掉，那么它们就会从你的生活中抹除。在你扔掉香烟的那一刻，所有吸烟带来的负担就烟消云散了，所有吸烟造成的问题也没有了，因为只要香烟已经不在，那么它们也就再也无藏身之处了。

你把自己从巨大的负担中解放了出来，而且日常生活中很多令人烦恼的小细节也会因此变得和谐一些。你不必在去饭店用餐时因为想要吸烟而忍受室外的风雨或严寒，也不必在旅行途中的机场里钻进拥挤的小隔间——烟民们自己都觉得那个环境让人非常难受。

你再也不是烟草工业的奴隶，而且你也不仅仅是摆脱了这些负面的东西，你同时也得到了一些积极的好处，而这都是自动实现的。你了解到了自主决定是怎样的感觉，你重新获得了对生活的掌控，你拥有了健康、更多的金钱、更好的生活质量以及更多的生活乐趣，为此你需要做的就是扔掉有百害而无一利的香烟。

　　从现在开始，每当看见一支香烟，你就会马上想起和它有关的所有弊端，你知道，它们都在这支香烟里。它再也不会进入你的生活，因为你的心中再也没有想把这支隐含着无数负面影响的香烟放进嘴里的想法。任何一个人都不能把香烟塞进你的嘴里，你拥有控制自己的能力。只有你可以控制自己。就是如此简单。

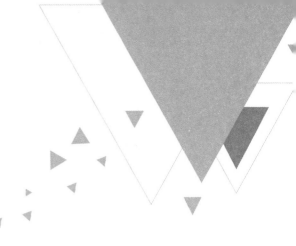

Chapter **11** >>>
潜意识中的秘密世界:
为什么催眠是一件灵活多变的事情? 人们
如何乘着幻想的翅膀飞翔?

你现在已经体验过一些具有催眠效果的练习了，变长的手指，带有磁力的指尖，还有释放负面情绪的气球。虽然我们迄今为止已进行了多项练习，但你或许在想到催眠的时候仍然有不安全感，甚至正是因为这些练习，对它愈加恐惧。也许你需要问自己，自己是否会害怕进入"真正"的催眠状态，那个场景就像大部分人想象的那样有一个固定的文本：催眠师会倒数数字，然后被催眠的人会慢慢地陷入恍惚的昏睡状态中。

其实答案非常清楚：不，你完全不必害怕！

你迄今所经历的都是真的催眠。它们只不过和大众经常联想到的那种形式不同而已。请你记住：催眠是一种非常正常的状态，我们每个人每天都会体验到。阅读的例子我们已经解释过，当你读一本书时，有时会忘记周围的环境，这就是一种催眠状态。你在电影院观影时也是同理，如果电影情节生动有趣，你会随之大笑，如果它十分悲伤，你也会为之哭泣。虚构的故事能够获得你真实的情感共鸣，这就是一种催眠。我们进入了一种如冥想般全神贯注的状态，我们的脑海中所想的东西与书本里或电影里的故事完全一致。

你会开车吗？那么你或许经历过这样的时刻：在高速公路上行驶时你会突然问自己，刚刚50公里经过的地方是哪儿？出现这种情况是因为你完全沉浸在开车这件事情中，已经没有了空间和时间概念，这是一种冥想状态——全身心地聚焦于开车这件事。如果这种情况下你有意识地加入一种想法，比如"能量"这个词以及与之有关的潜意识的联想，那么你就将这段驾驶体验变成了一种深度催眠。"能量"的想法会立刻沉入你的潜意识，在那里完成它的大作。它会带给你什么呢？能量。

如果我要求你想办法在口中分泌唾液，你肯定无法做到。但是如果请你想象一个柠檬，在幻想的世界中把它切开，看柠檬汁从切口溅出来，把其中一块柠檬放进嘴里，然后你会感觉到唾液很容易就流出来了。你会发现，你对自己想象出来的酸柠檬也会做出反应，这也是催眠。有一点非常清楚，这个练习越成功，我们的想象力和幻想能力就越丰富。

不过很幸运的是，想象力也可以通过练习获得提升，就像我们锻炼肌肉一样，我们要做的只是定期使用它。当我们还是孩子的时候，想象力处于过剩状态，但是成为大人之后却渐渐枯竭。其实我们的想象力仍然在那里，只是我们已经很少用到它，它可以被重新激活。如果你现在很难利用想象力在脑海中塑造画面，也不要担心，你只要经常做本书中的各种练习，想象力就会慢慢被唤醒。举个例子，如果你在之前的练习中不能想象出一个鲜活的柠檬，那就去回忆之前曾经见过的任何一个柠檬，或者只是去想"柠檬"这个名词。这是锻炼的第一步，随着慢慢练习，生动的想象力一定会再次回来。

关注即关键——现实就是我们所认为的现实

催眠是指将注意力完全集中于一件事情、一个想法，具体集中在什么事物，不管是实体的还是想象的都无所谓。潜意识对于"真实的"和"想象的"其实不能进行区分，当然，前提是我们能够完全沉浸在想象的世界中，就像它是真实的一样。科学家们通过研究人在阅读一本书时的大脑活动已经证实了这一点：读书时的大脑活动与现实中发生真实事件时的活动没什么不同。

如果你想简短地尝试一下"真正"的自我催眠，我会向你说明步骤，请你投入自己的全部感官来体会，请务必全心全意地相信，你想要的一定会成功，请你真心地期待它会成为事实。我们在心里对自己说的话会在潜意识中贯彻和落实，如果我们对自己说"我能做到"，那么我们就真的可以做到。

如果你听过类似的谣言，说有些人会一直困在催眠状态里无法出来，所以心里还有一点害怕，那么我告诉你，那全都是胡说八道！不论是催眠师帮助你进行催眠，还是你按照本书中的步骤进行的自我催眠，在任何一种催眠中，人们最后都会醒来，你当然也不会例外。

不仅如此，催眠之后你会感到焕然一新，就像睡饱了八个小时一样充满能量。催眠不是麻醉，它不是要将人麻倒，恰恰相反，它使人保持清醒。催眠时你会处于深度放松的状态，潜意识极大程度地打开，能够接收传递进来的讯息。你必须保持清醒，否则想象力就会用错方向，这也是每次催眠取得成功的关键。

不过请你不要问自己"我已经被催眠了吗"或是"在我身上发生了什么事情"，这种想法只会分散你的注意力。请你想象一下，你正在读书或看电影，忽然就不经意地进入了意识的河流中——这本是你期待发生的事情，催眠也只是如此而已。人们自己不会感觉到催眠，它只是简单地就这样出现了，发生了，我们只需要让自己好好地放松，顺其自然。你完全能够做到，每一个人都可以做到。

条条大路通罗马，催眠也是如此

我在这里给你一些可操作的催眠方法，使其可视化，你可以按照这些方法进行准备。可视化练习能够让你从偏见中解放出来，主要是摆脱因为想要长期戒烟而产生的思想负担和恐惧感，它会为你打开新思想的大门，就像重启键一样删掉你想要去除的东西。

如果你是坐在我诊所中的客户，我会亲自操作这种可视化练习。很遗憾不能将它单独写成一本书，不过没关系，也有其他的办法，我可以把它写成一个脚本，以达成与催眠治疗相似或相同的催眠效果。请你记住，并不是哪位催眠师使你进入催眠状态，而是你的想象力让你进入了催眠状态，是你听着催眠师的话，为自己插上了想象的翅膀。

请你选择以下几种方法来进行练习：

· *方法1：阅读脚本*

你可以不必由催眠师来引导，而是通过阅读催眠文本的方式来进行自我引导。全神贯注地阅读催眠步骤本身就有一种催眠的效果，所以请你在阅读的过程中放慢速度，在脑海中对所读内容进行仔细的描摹。如果它能在你的大脑中栩栩如生地呈现出来，说明大脑此时已经将其视为真实，而这正是我们想要达成的效果。

不过我承认，这种非常舒适且无须太多准备工作的办法也存在一个小缺陷：你在阅读时虽然能进行深呼吸，却不能闭上眼睛。

在催眠过程中合上双眼能够杜绝注意力受到视物方面的干扰，有利于保持全心全意的精力集中。另一方面，合上双眼会改变我们的脑电波活动，我们会从贝塔脑波——这是我们大脑清醒、逻辑思维活跃（比如解答数学题）时出现的脑电波——转换成阿尔法脑波。如果大脑处于阿尔法脑波模式，尽管我们可能仍然醒着并有自知能力，但会处于十分放松的状态，潜意识会转到学习模式，很容易接收到我们给出的所有暗示，因此这时候是理想的待催眠状态。幸运的是我们还有办法能够在睁开双眼的条件下达到这种状态，我将其称作3K法：Klassische Musik（古典音乐），Kerzen（蜡烛），Kissen（枕头）。

古典音乐：汉堡大学的研究结果表明，轻缓柔和的古典乐曲——研究中被测试的有巴赫、莫扎特和舒伯特的音乐——能够让试验者更好地学习。在悠扬的古典音乐中，学东西会更加轻松，记忆也更长久，研究人员推断其原因是脑电波在音乐的影响下从贝塔脑波转换成了阿尔法脑波。不过有一点非常重要，放音乐的音量要小，刚刚听得到就好。如果音乐声太大，就失去了效果，因为那样的话它反而会对人的注意力造成干扰。

蜡烛：人们总是很喜欢围坐在篝火或壁炉边，一方面是喜欢这种令人舒适的暖意，另一方面这种露在外面的火光也有一种催眠的效果，因为明暗晃动的火苗会使我们的脑电波发生变化，让它转换到非常放松的阿尔法脑波。如今当然不是每人都能拥有一套装饰着开放式壁炉的两居室，不过好消息是，蜡烛的火光也有相同的效果。晚上的时候请你点上一些蜡烛，在阅读之前将注意力放在摇曳的烛光上驻留几分钟，这样做有利于使催眠文本顺利进入你的潜意识。

当然，这两种方法完全可以组合使用，我非常推荐这种方案。闲适的夜晚，捧着一本书，乐声柔缓，烛光点点，还有什么比这样的场景更美好呢？

枕头：除了之前提到的方法，你还可以使用一个小学生用的老办法：晚上睡觉前把要考的东西通读一遍，然后把书本垫在枕头下面，心里头坚定地相信，这些知识会穿过枕头进入大脑中去。这个方法之所以有效果，并不是因为枕头下面的书本，而是因为时间点——睡前复习的知识或阅读的催眠文本会进入我们的短时记忆。如果我们直接闭上眼睛，脑电波会先转换成阿尔法脑波，潜意识继续打开，之前读到的东西会在这个过程中进来，然后我们会处于深度放松的冥想状态，头脑关闭了一切有意识的思考，潜意识的大门敞开着，于是我们的脚本内容就可以直接在里面找到一个舒适的位置了。

·方法2：请你誊抄一遍脚本

也许你现在会本能地有种想法，认为这个笨方法太慢，是一件令人不悦的工作，然而我却认为抄写脚本是一件令人放松同时也值得去做的事情。誊抄的时候会再一次加深记忆，你的大脑和潜意识会通过手写的过程更好地吸收脚本的内容。这里有个重要的点：请你不要只是简单地抄写，而是真正做到边写边思考笔下的文字，最好每写一段就短暂地停一下，让自己的思绪随着文字沉浸下去，如此，你便达成了誊写的最佳效果。

不过你不必对每句话都字字斟酌，努力想要抄得一字不差——脚本的内容不像碑刻上的铭文一样不容更改。如果其中的表达不能引发你的共鸣，甚至还产生了消极的作用，或者与你的生活环境不符，你完全可以，不，你应该主动修改其中的字句。总之，脚本的内容是可以修改的。

你当然也可以在抄写的过程中打开音乐，点上蜡烛，以此来增强催眠效果。

·方法3：请你把脚本背下来

越来越有意思了，你现在或许在想。好嘛，刚开始只是让我读，接着是让我抄写，现在还让我背下来，难道我现在是在学校读书吗？

这个比喻其实挺合适的。归根结底，催眠无非是一个越来越深的学习过程。成功的学习过程中所发生的一切与催眠完全相同：首先，有意识地、重复地使已经接收的学习内容沉入你的潜意识中，然后在你的大脑中牢牢扎根。其中的美好之处在于，每个在学习过程中小有成果的人都会收获一种无与伦比的满足感，也就是说，你将来不仅会获得一份无烟健康的美好新生活，还会锦上添花地得到一种兴奋感——饱足的、满满的。

除此之外，你在背诵时还会深入地思考脚本的内容，等你做到将脚本内化于心的时候，就可以随时随地使用它，就算合上眼睛也可以。而且如果你真的能够把它背下来，那就更多了一个加分点，因为这么做和诵经有相同的效果，也就是说，为了加深记忆而把冥想所用到的音节或句子背下来，在冥想时你的思想中就不会出现所背内容以外的任何东西，这样更容易达成深度催眠的效果。

使用这个方法时也和上面一样，你可以主动调整自己认为不适宜的表达。你不必像铭记席勒的《大钟歌》般一字不差地把脚本背下来，重要的不是每个字，而是这些文字能够唤起你的感觉，能够在你的脑海中组成生动的画面。

不过请你不要强迫自己。如果背诵对你来说太费力了，请你直接选择其他的办法。比如最舒服的这一种：

·方法4：请你朗读脚本内容并录音

这种情况下，请你让自己进入催眠师的角色，朗读催眠的脚本，把它录下来。如果你之后想要播放它，可以闭上眼睛倾听，这也是本方法的一个优点。你需要的只是一套录音设备，或一个带麦克风的电脑、手机，外加一点时间。

有一点很重要，请你不要读得太快，不要中断。在录下声音的同时请你想象一下，你会怎样按照脚本中的说明来实行，这样你在朗读并录音时会保持一种不疾不徐的自然语速，之后在听的时候也能有足够的时间来实践它的指示，为此你最好在录音前多读几遍，熟悉脚本的文字内容和拗口的地方。

也许你属于那种不习惯去听自己录音的人，即使刚开始听时那种叫人竖起寒毛的不适感会渐渐减退，如果是这样，我们还有一种办法：

·方法5：请你让别人来朗读脚本的内容

按照逻辑来讲，这种方法需要有其他人员的帮助，最值得推荐的人选是你比较信任的人，同时他/她自己也能够愉快地接受这项工作。如果他/她朗读的时候没有舒适的语感，只是干干巴巴地照本宣科，或者中间总是偷笑，会破坏催眠文本应有的效果，所以对这位助手来说，把文本变更到他/她所能诵读和接受的建议同样适用。如果他/她能认同脚本的内容，朗读的时候你当然也可以收到文本要表达的东西。

催眠的方法总是灵活多变的，结果最重要

如果进行催眠时无法完全屏蔽掉周围的声音——窗外驶过的电车、对面学校操场上的嘈杂声、院里的广播——这种情况下请你使用一个简单的冥想技巧：不要因为外界的声音而恼怒，而是接受它们，欢迎它们。请你想象，所有这些声音都能够让你变得更加放松，通过这个办法你甚至能够在宾客盈门的咖啡店里冥想和催眠。我已经用过几百次这个办法了，所以郑重地向你保证，它绝对管用。

这个催眠脚本中没有出现倒数的手法，你不要觉得奇怪。倒数及相关的心理暗示和其他归纳法所用的手法没有什么不同，都是在引导人们进入催眠状态。相较而言，加入倒数的归

纳法比较费时，不过也可以结合下文中的文本一起使用。此处我想向你阐明一点，催眠的方法总是灵活多变的，你自己应该也能够发现，采用更快一点的方法也能进入催眠状态。只要你的脑电波发生了转换，你就会进入催眠，而达成这个效果不是只有一种渠道，我们还有很多道路可以走。过程是灵活的，重要的是结果，也就是说，不管用什么方法，我们的目的是要让你的潜意识打开，能够接收我们想要输入的新讯息。

　　无论你使用上述五种方法中的哪一种，在开始使用催眠文本之前，请你先做第7页的呼吸冥想法或第30页的艾尔曼归纳法。如果需要更快一些的话，请你将目光集中到对面墙上的某一个点上，驻留几分钟，使纷乱的思绪归于平静。如果你点上了蜡烛，也可以盯着烛火看几分钟。这种立竿见影的归纳法你在开始做本书其他任何练习之前都能使用，可以起到加强效果的作用。

　　现在我们终于开始了你的第一次幻想之旅。读者们，当你录音或让别人为你朗读时，请注意我用括号标注的句子，它们都很重要。这个可视化练习能够让你体验到，你在生活中每时每刻都能做出改变——哪怕只是一个小细节，比如戒烟。你有掌控人生的权利，你也必须这么做，而它其实就像呼吸一样简单。

·你是你希望成为的人：玻璃瓶练习（9号脚本）

（集中精神，只听我的声音）

（把我现在说的所有东西都呈现在想象的世界中）

想象一下，在你面前有一个明澈的玻璃瓶正在空中摇晃。

仔细地盯着它观察，

看看它有多么纯净和透明，

不管你现在把什么东西放进里面，

都能看得一清二楚。

你现在看到瓶子里有一道浅紫色的美丽的光，

正在里面缓缓地、安静地飘动。

集中注意力，注视着这道美丽的光芒。

感受它舒适的温度，

感受这种注视给眼睛带来的享受。

现在我想让你把自己的名字赋予这个玻璃瓶。

它是你的所有，

所有和你有关的，和你的名字有关的，

所有的感受。

你看见，你的名字和这道紫色的光融为一体，
一起在瓶中飘动。

现在把你的衣服放进瓶子里。
你的整个衣柜，
还有你身上穿的这些。

把你的发型放进瓶子里，还有你的风格，
你的整个外表。
所有与你的形象有关的东西。
所有你向别人展示出来的面貌。
所有你认为的，和别人认为的与你有关的一切。
你看见，所有的东西都在瓶子里，
融入了那道紫色的光，
缓缓地、轻轻地旋绕着。

现在把你的家具、
整栋大房子放进瓶里，
一切都在紫色的光里。
把你的所有财产都放进瓶里，
把手机放进去，

所有应尽的义务，

还有你的工作，

都放进瓶子里。

所有你对于自己的想象。

所有的期待。

把你的精神世界放进瓶子里，

所有你做的梦，

你的噩梦和恐惧，

你的信仰，

你对神明的信任，

你的宗教，

你的政治见解，

你的金钱观，

你对于两性的看法。

把所有一切都放进瓶子里，

你把自己的一切和这道紫色的光融在了一起。

把所有的怀疑放进瓶子里。

所有的主观判断，

还有一直都要追求完美的那种感觉，

不允许自己出现一丁点儿错误的感觉。

你的想法，

你的目标和愿望。

所有的关系。

你的性格。

你的渴望。

你所有的忧虑。

把这一切都放进瓶子里。

现在把你想要摆脱的一切都放进瓶子里。

每件物品，

每项行动，

每种和它们相连的感受，

把这一切都放进瓶里。

所有这些东西在瓶中飘动，

融进那道美丽的紫色光芒中。

再次审视你的生活。

把你忘记的所有东西放进瓶子里。

你的身体，

你的所有思想，

一切都融进那道美丽的紫色光芒中，

在瓶中晃动。

现在你意识到，

你的自我并没有在瓶子里。

你正在外面注视着瓶子，

你创造了瓶中所有的一切，

但是你并不在瓶子里，

因为你正在外面注视着瓶子。

现在把瓶子用一个大大的软木塞封好。

找一个地方把它搁置起来。

这个地方你随时都能到达。

你有这个自由，想从瓶子里拿出什么都可以。

也许你只想拿着瓶子，然后把一切都扔掉。

也许你想利用这个机会，让一切重新开始。

这是你自由选择的权利。

你一直都有自由选择的权利。

你拥有全部的掌控权，

因为瓶子里的东西并不是你。

你是做出决定的人。

你在从外面看着这个瓶子。

清醒而自由。

（现在睁开你的眼睛）

欢迎回来。

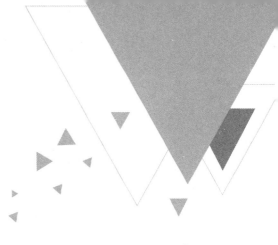

Chapter **12** >>>
习惯的力量：
怎样改造你在潜意识中的习惯，将神奇的
时刻变成永恒？

你已经知道了，在吸烟过程中最重要的是呼吸而不是尼古丁。等一下我们还要继续深化这一认识，使你不用经过大脑考虑而仅凭潜意识就能按照正确的方向行事，在这个过程中，要进行认知加固的不是我，而是你自己。这很重要。你控制着自己的意识、潜意识和身体。如果你不想，就一定做不成——没有人能够在催眠时强迫你做你不想做的事。

当然，你自己也是想这么做的，你早已经做出了决定——你买下了这本书，你在阅读它，一直读到现在的章节，这是自我催眠能够取得成功的前提条件。请你想一想这件事，你戒掉了香烟，你完全可以为自己感到骄傲。

你已经知道，是呼吸节奏的变化让你在吸烟时感到放松；你已经知道，是呼吸节奏的变化让你认为，吸烟可以帮助减轻压力；你已经知道，你所认为的吸烟的积极影响，其实只和呼吸有关。香烟中不包含能够让人放松、清醒或合群的任何东西，相反，吸烟只会让人更加疲惫和迟缓。如今你已经对以上所有讯息都非常了解了。

现在，是时候让你明确地告知自己的潜意识，我们现在要做的究竟是什么事情了。它在这段时间肯定也一直在偷偷研究你最近都在忙什么：戒烟啊，好啊，真有意思！你机敏的潜意识早就知道，肯定发生了什么重要的事，有什么事要改变了。作为你忠诚的属下，潜意识的重要任务是要照顾你的习惯，所以它需要一个东西，一个明确而清晰的指令。这些指令必须具体入微，能够让平时的习惯可以继续传递并得以贯彻实施。

潜意识里的专家小组：你的习惯

你可以将自己的种种习惯想象成与你的潜意识一起勤奋工作的同事，它们构成了一个专家小组。兴趣爱好把你的生活变得尽可能舒适和简单，这是它们的工作。为了达成这一目标，它们会把你每天都要做的事情变成下意识的行动——吸烟、煮咖啡、冲澡或开车出门——这样你就能省下许多时间来做其他事情，而不用费脑筋计划每件小事中的每一个细节。习惯牢牢地扎根在大脑中，将自己深深地隐藏起来，并且从来不知道什么是疲倦。在它的帮助下你可以过上一种相较而言最为简单舒适的生活。它们和你的潜意识一样，一直都是为了你好。这些习惯从来不想给你带来任何伤害，你要明白这一点，这非常重要。

对一个习惯进行污名化，比如吸烟，没有任何好处。一方面，这样做并不公平，毕竟这是你的习惯，是你自己决定开始和养成的；另一方面，这样做只能让你感到更迷惑和无措。习惯本身只是一个认真工作的机制，它会向你询问："我究竟做错了什么？我只是做了那些从你那里学到的事情。"因此，对它提出批评是一个错误的做法。

你在多年之前开始吸烟的时候就已经将这个机制植入到了自己的潜意识中，它是那么勤奋和高效，它从不曾出现过失灵的状况，总是能像地震仪一样精准地分析出你的状态。一直是它最先确定你什么时候需要休息；压力过大的时候，它会马上发现；如果你觉得孤单、疲惫，或者激动到发抖，也都是它最先察觉。正如我们说过的那样，它是一根天线，直接连接着你的感受。你当然也想保留这根天线，为此你不仅需要了解，而且还要让潜意识也明白，吸烟的习惯其实只与让人放松的深呼吸有关。

调整你的习惯

虽然我们都知道这习惯本来的名字应该是"深呼吸"，

但是很多人都误认为它叫"吸烟"，因此请你现在通过自我催眠与你的潜意识进行一次对话，向它解释清楚这个简单的新任务。因为迄今为止，管理吸烟这个习惯的工作一直是由潜意识帮你完成的。我们必须让它明白，从现在开始，它只需要按照以往的习惯调整呼吸就可以，除此之外的东西一概不用管。

在这个过程中有一点很重要，那就是要让潜意识牢记自己的使命，并做好动员鼓励工作，让它以后也能充满干劲地继续履行职责。一旦它真的明白了自己的关键任务，潜意识的状态就会自觉地放松下来，然后你也不需要刻意地提醒自己"我现在要进行一次深呼吸"，因为这一切都会顺其自然地自动进行——潜意识已经知道你的习惯是"深呼吸"了，会自动帮你调整生活节奏，就像之前你会不知不觉地去吸烟一样。

如果你想要尽快地通过催眠来探访一下自己的潜意识——这个对你来说非常珍贵的助手，我们现在就可以开始。请你好好享受这个机会，为自己做出有益的调整。这其中最重要的是你的意志，它要做出一定要戒除吸烟陋习的决定，不过同时也关系到你的潜意识、想象力和感受，当然也关系到你的健康，所以也就关系到你如何保养自己的身体。请你让自己一步一步地进入催眠状态，为此你需要找到一个安静的场所，让你在短时间内能够不被干扰。

·魔力时刻（10号脚本）

在我们开始这一章的重点，也是本书的重点——催眠之前，我想请你在回忆中选取一个美好的时刻，一个让你感觉特别舒适和放松的时刻。那一刻的经历让你非常愿意回忆，并且想起来的时候没有任何忧愁的感觉。

每个人在自己的心灵深处都有这样的一处净土。它有可能是你休假时观赏日出的时候，有可能是一个特别的吻，或者是吊床上一个悠闲的下午、一叶轻捷的帆舟。

这段回忆的内容并不重要，重要的是你能通过回忆感受到无比的放松和愉悦。你现在要做的就是将曾经的回忆栩栩如生地召唤出来，请你想一想以下几个问题：发生了什么事情？我当时在哪里？为什么那个时刻在漫长的回忆中会如此鲜明？当时的环境如何？是不是有什么特殊的香味？当时是不是很暖和？有没有清新的微风吹过？

如果你不能想到某一个特别的时刻，可以直接找一个能够让自己感到安宁惬意的环境，比如去一个花园，或者找一处风景宜人的地方，一个温暖的桑拿室。去哪里无所谓，重要的是你在这里感觉非常舒服。

如果你按照上面的描述找到了一段让人愉悦的回忆或一个让人放松的环境，请你坐下来，脚踏地面，两手放在大腿上，深呼吸，深深地吸气、吐气，再吸气、吐气，面带微笑，就像之前培养新习惯时练习的那样。请你集中注意力，只关注自己的呼吸。等看完这一段文章就闭上眼睛，让自己的所有感官都沉浸在此时的美好氛围里，同时仍然深深地吸气、吐气，保持微笑。让时间静静地流淌，不要着急，你不缺时间。如果你觉得已经完全放松下来，进入了一种如有魔力的舒适氛围中，请将拇指和食指按压在一起，这样你会在身体上的刺激和美好的体验之间建立起一种连接，并以这种刺激来形成一种锚定，这就是我们在催眠中建构的所谓"锚"。按压手指之后请你重新睁开眼睛。

在接下来的日子里你最好也多做上面的练习，在一个安静的环境中享受这种魔力的时刻。每当你的感受到达愉悦的顶峰时，把手指按压在一起。通过不断的重复，你的潜意识会知道，按压手指的动作与愉悦感是紧密连接的。一旦它形成了这种认知，你就真的建立起了幸福感的锚，将来不管你在何时何地，只要把拇指和食指按压在一起，不用再特意坐下来回忆曾经的美好也会自动产生愉悦的感觉，因为你已经把那一刻变成了永恒。

这一时刻具有许多功能，它可以把你从幽暗的心灵深渊中打捞上来，它能够赋予你坚持到底的耐力，它能够帮你规避陋习，避免发生重蹈覆辙的遗憾，它也能促进催眠的顺利进行，如此种种。只要你需要，随时都能将这个美好的时刻调动出来。

我们在下文的催眠脚本中也会用到这一魔力时刻，不过在完全建构起锚定之前，请不要期待着实施这个催眠脚本。你可以像前篇一样用下面的文本来进行一次幻想之旅。请你再次仔细考察一下不同的方法，然后再开始行动，这样你的生活才会产生永久性的改变。

呼吸！

（闭上眼睛）

让自己舒服地坐下来，

双脚放在地面上。

把你的双手放在大腿上。

深深地吸气，

然后用嘴巴吐气，

深深地吸气，

再吐气。

现在请你回忆那充满魔力的时刻，那让你感觉非常美好的、充满幸福感的时光。

让你自己再次沉浸在那个美好的时刻中，

沉浸在那种安宁、舒适、幸福的感觉里。

非常好。

再一次用鼻子深深地吸气，

用嘴巴深深地呼气。

呼气的时候感受身体放松下来的过程。

第二次。

深深地吸气，

再用嘴慢慢地呼气。

放松，

非常好。

第三次。

深深地吸气，

用嘴呼气。

随着你听到的每一个音节（我所说的每一个字），

每一丝紧绷感都会离开你。

你正在越来越深地，

沉入完全放松的状态中。

随着耳朵听到的每一个声音，

你越来越深地沉浸在这种让身体休眠的舒适感中。

放松你的头部，

放松你的颈部，

放松你的上身，

放松你的腹部。

非常好。

放松你的双臂，

放松你的双腿，

放松你的整个身体，

直到你十个脚趾的趾尖。

请你想象，

放松的感觉就像潮水一样，

涌进你的身体，

流过你的上身，

流过你的腹部，

流过你的双臂和双腿，

流过你的双脚，

流过你的整个身体，

它变得越来越放松，

进入越来越深的松弛状态。

非常好。

（我现在要开始倒数了）

每一次倒数，

你都会在目前放松状态的基础上，

再往下沉一分，

沉入舒适的安眠里。

五。

你感觉到了自己的呼吸。

吸气，呼气。

随着每一次呼气，

你都比之前更加放松，

越来越放松。

四。

现在你没有任何坚定的想法，

让思想如云朵般自在地飘来，游走。

每一次有想法出现和离开，

你都会进入更深的放松状态中，

越来越放松。

非常好。

三。

你的潜意识现在已经完全打开，

你所拥有的潜意识非常有力量，

具有无穷的想象力和创造力。

你对自己所说的话，

都会变成事实。

你看得到，你对自己说的话。

你听得到，你对自己说的话。

你能够感觉到，你对自己说的话。

从此刻开始，你对自己所说的话，

都会马上变成你自己的事实。

你越来越深地，

沉入完全放松的舒适状态中，

越来越深。

二。

越来越深。

一。

越来越深。

零。

你现在正处于完全放松的美妙状态中。

你听见自己的呼吸，

感受自己的身体，

完全地放松。

现在你面对着过去的一部分自己，

要为曾经吸烟的行为负责的那部分自己。

你对过去的自己充满感谢，

因为你已经理解，

这部分自己本来想要做的是什么。

他想要的只是呼吸。

吸气，呼气。

吸气，呼气。

你向他表示感谢，

感谢他为你提供了一根了解自己需求的天线。

你向他表示感谢，

当外界的压力过大时，

他会发出"请注意"的提醒。

你向他表示感谢，

感谢他带给你清醒的时刻。

从现在这一刻开始，

你的意识与潜意识中都明白，

你的整个身体都明白，

这些好处只与呼吸有关。

你知道，

当这部分自己向你报告时，

你要用深呼吸做出回应。

每一次他告诉你：

"请你呼吸！"

那就请你深深地吸气、呼气。

深呼吸两分钟、三分钟。

从现在开始，

你的身心系统会自动做出反应，

通过令人精神振奋的深呼吸，

将氧气吸入体内，

顺畅地运送到身体各处。

觉察并享受这一刻，

深深地吸气、呼气。

将氧气运送到整个身体。

这时你越来越深地沉入放松状态中，

越来越深。

现在加入之前的那种幸福感，

在你之前的回忆中，

你在魔力时刻中体验的幸福感，

把它和呼吸连接起来。

深深地吸气，

感觉非常好，

面带微笑。

整个身体都在微笑，

享受深呼吸的时刻。

从现在开始，

每次当你得到这个信号：

"我要呼吸！"

都要做出反应，

开始进行深呼吸。

这样做会给你带来很多好处，

也是真正地对自己好。

你会感受到真正的放松，

真正的清醒，

真正的平衡，

真正的满足。

你享受着这一刻，

同时越来越放松地沉浸下去，

你的潜意识吸收着关于呼吸的认知，

就像海绵吸收水一样，

将它牢牢锁定，

然后变成一种自动反应机制。

从现在开始，

只要身体对你说：

"我要呼吸！"

你就会自动地深呼吸。

当你得到潜意识的信号：

"我要呼吸！"

你就会开始深深地呼吸。

不论何时，

喝咖啡的时候，

压力过大的时候，

在办公室里，

晚上喝啤酒的时候。

你非常清楚，

你的身体会自动地生出想要呼吸的想法，

然后你就深深地吸气、呼气。

你会再次体会到这种非常美好的感觉。

这种自信的，

幸福的，

喜悦的感觉，

因为从现在开始，

你确实在为自己做一些真正的好事。

再一次进行深呼吸，

享受氧气充满身体的过程。

现在我要慢慢数到五，

每数一个数字，

你都会在返回现实状态的道路上，

往前迈出一步。

数到五的时候你会睁开眼睛，

完全回到现实中，

感到自己处于完全放松的状态，

得到了充分的休息，

浑身充满力量。

那个时候你已经准备好，

要开始新的生活。

充满自信，

内心平稳，

感到自由。

你确切地知道，

你会得到一些东西。

生活质量，

你的生活质量，

以及对生活的掌控。

一。

深深地吸一口气，

让氧气灌满整个身体，

非常好。

二。

脉搏和血压调节到正常范围。

你感到越来越轻松，

从沉浸状态中升起，越来越高。

三。

升得越来越高，

变得越来越轻松。

再一次深深地吸气，

吐气。

四。

你升得越来越高，

变得越来越轻松。

深深地吸气，

感受整个身体像充满了清澈的山泉。

升得越来越高，

变得越来越轻松，

不久你就会睁开眼睛，

重新回到现实生活中。

从此之后你不再吸烟。

每一次当你收到信号，

想要呼吸时，

你会立刻深呼吸。

自由地，

自信地，

焕发生机。

五。

睁开眼睛，

舒展身体。

从此刻开始，你的整个身心系统会自动地想起要做深呼吸。你不需要放弃任何东西，不必放弃你的休息时间，不必放弃处理压力的能力，不必放弃清醒的头脑，你现在明白，从今以后你再也不需要香烟来放松自我了。这也是为了你自己的健康，因为你所需要的只有一样东西，那就是深呼吸所带来的氧气。

请你现在再进行一次两分钟的深呼吸，感受清新的氧气丝丝缕缕地涌进身体，感受这种美好的感觉，它以后会长久地陪伴你的生活——与此同时，不要忘记面带微笑。

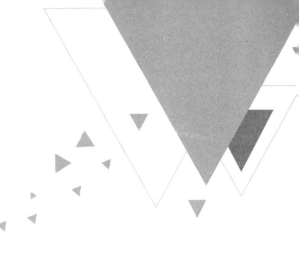

Chapter **13** >>>
全力向前：
怎样将新得到的能量转化成更多的生活享
受、更高的生活质量和更好的健康状态？
怎样通过叩击达到完全放松的效果？

你已经完成了最重要的步骤，脱离了香烟，现在要做的是让这个状态持续下去。

在本书接下来的篇幅里，我要向你展示怎样好好享受无烟的新生活，尤其在最初的几周和几个月。这段时间很重要，注意对自己好一点，要多给自己尝些甜头，尽情地做能让自己感到舒适和高兴的事，直到你在生活中形成新的习惯，并在神经系统中建立长期有效的连接反应机制为止，换句话说，直到新的兴趣点成为你下意识的自动行为习惯为止。我们本来也没有理由停止这种让自己高兴的行为，你说呢？

我们要学会享受得到的新能量，把它应用到有意义的地方。你获得的能量越多，应该发挥出去的也越多。你现在非常清楚，现在你的身体能够得到比以前更多的氧气。

我们可以这样想象：因为氧气供应不足导致能量缺乏，吸烟者在身体和精神上其实一直都处于一种省电模式，当他们停止吸烟，身体不再吸入一氧化碳，就像赶走了数年来一直偷走能量的小偷一样，身体和精神都恢复了。氧气的摄入量重新恢复正常，得到了和血红蛋白结合的机会，又可以将足量的清新的氧气供应给身体中的每一个细胞。你会变得越来越清醒。有些人会产生错觉，认为自己变得比较敏感，正在经历一种戒断症状，实际上这种变化完全是正面的，积极的。等你感受到我们上面形容的那种情况时，就会明白自己的生活出现了美好的转变：你变得更加清醒了！

运动终于不再是谋杀

你之前或许也注意到了，吸烟的人很少会有定期运动的习惯，原因很简单，身体处于省电模式，烟民们既没有能量也缺乏毅力去体验运动带来的乐趣。这句话的意思是，吸烟的人氧气供应不足，可以应付生活，但不能让人充满活力。丘吉尔有一句名言："运动就是谋杀。"事实上他就是一个重度吸烟的人。

反过来你会发现，运动员极少吸烟。因为他们要通过深呼吸来持续性地满足身体活动所需要的大量氧气。运动同时也是一种解压的极佳方式，可以分解使人紧张的糖皮质类固醇，断绝它在体内的流通。那些让人感到有压力的念头也会被运动赶走，因为你必须全神贯注于正在从事的运动项目，这也是一种冥想状态——专注于运动的人脑袋中没有空间再装其他的东西。定期进行适度的运动，比如仅仅散个步，也有防止抑郁症的效果。除此之外，运动还能够激活免疫系统，预防心脑血管疾病，每天活动半小时的人罹患心肌梗死的风险明显要低许多——这里说的活动可以包括一些日常的活动，比如你走去超市而不是开车过去，或者蹬自行车去幼儿园接孩子等等。最新的科学研究表明，定期运动还能明显降低大肠癌、乳腺癌、骨质疏松和老年痴呆的患病概率，即使运动习惯养成得较晚也依然有效。

综上可见，此时此刻就是你养成一种运动习惯的理想时刻，或者也可以重新拾起你之前喜爱的某项运动。运动是件一举数得的大好事，上文已经提过，它能够帮你夺回以前需要通过吸烟才能获得的掌控感，还能让因为常年吸烟而受损的身体变得更加强壮——这当然是毋庸置疑的，你的身体一直都在自我更新和修复！你在运动时还会清晰地感觉到身体发生了一些积极的变化：之前无法承受的运动强度现在很轻松就能坚持下来，吸烟时因为力不从心而必须中途放弃的活动现在也能充满干劲地完成，所有这些都是成功的经历！如果你无法抽出时间来满足自己的运动爱好，也可以在日常生活的间隙里多活动活动——平时多用自行车代步，多爬楼梯或步行。你可以在办公室里放一个瑜伽球或者坐垫，偶尔蹦蹦跳跳，转圈或去荡秋千，把多余的能量都释放出来。你也可以在桌上常备哑铃，总之，其实有很多办法可以运动。

·微运动：扔掉香烟，身体康健

没时间运动？那做个试验怎么样？

请你抽一个星期的时间来尝试，每天在自己的生活中添加一些微型的运动，以前什么时候会抽烟，现在就用这个时间活动。你可以把它发展成日常生活中的一个习惯，在电脑屏幕前坐得太久了，或者感觉自己需要休息一下的时候，你就可以起来伸展一下，做做运动。同时不要忘记喝水——运动越多，身体需要的水分就越多。

请你每天都做一套体操或瑜伽练习，两三分钟的休息时间就能做完的那种简单版本，这也正好是你之前吸烟需要的时间长度。不要忘记面带微笑，深深地吸气、呼气。通过这样的练习，你可以获得新能量和好心情，同时也不会耗费更多时间。等过了试验期之后，你也完全可以把这个习惯维持下去。

探索新的口味

甩掉香烟之后，你的生活中还会发生一个神奇的改变：你的味觉会变得更灵敏。人的味蕾都在口中，嗅觉黏膜的感官细胞在鼻子里，之前它们会受到吸烟的影响而钝化，戒烟之后功能则会恢复。几天之后你就会发现自己可以分辨出更多的味道了，调味料和成分上一些细微的味觉差别你也可以感受得到，这件事意义非凡，你相当于打开了一扇新世界的大门。

请你不要将这种嗅觉的灵敏度误解为食欲的提升，它当然会增加美食给你带来的乐趣，但你的食量不一定会增加。享受美味并不代表你会需要更多的食物，恰恰相反，请你养成细嚼慢咽的用餐新习惯，仔细地品味每一口吃到嘴里的美味，中间适当地停下来喝口水，或者啜一小口红酒。对美食有所偏好的人会意识到细嚼慢咽更有滋味，所以他们在用餐时会自动放慢速度，每一口食物的滋味会因此得到最大程度的发挥，在舌尖上奏响味觉的交响乐。这种慢慢品味的饮食习惯会使人更容易有饱腹感，所以戒烟之后，你的身材甚至会变得更瘦！

慢饮食的魔力：将做饭和吃饭作为冥想练习

如果你真的担心戒烟之后会变胖，那我给你推荐一个方法，可能刚听到的时候会让你感到吃惊：请你把美食当作自己的爱好，成为一位美食家！

去买一些漂亮的菜谱；去市场采办菜谱中提到的调料，最好去那些能够现场品尝调料味道的露天农贸市场；去报一个烹饪培训班，精细地烹调出一道道大餐，而不是像之前那样用快餐食品果腹。做菜和用餐的过程都是你的感官体验。请你尽情地尝试不同香味的新调料，在烧菜的过程中品尝一口美味的菜肴。虽然买调料的费用要高于以前，但从消费总支出上看，你会发现自己的花费变得更加节约了，这是因为你外出用餐的费用减少了，除此之外，买烟的费用也省了下来。

　　无论如何，请你别吃不好吃的食物，这样一来美食会变得更加有吸引力。如果能够充分地享受美味的食物并尽量做到细嚼慢咽，你甚至可以在吃一些富含热量的食物的前提下也不发胖。因为如果你吃饭时细嚼慢咽，一旦产生了饱腹感就能够立刻感知到，及时停止进食。体重并不单纯取决于摄入食物所含的热量。有一些说法认为，我们脑中的思维设定也陪伴在用餐的过程中，它会决定我们摄入的能量有哪些需要储藏起来。如果潜意识认为现在身体处于紧急状态，比如你在节食，或吃每口食物之前都会感到恐惧和犹豫，它就会给身体系统发出信号，尽可能地将能量储存起来；与之相反，若是你的状态比较放松，潜意识知道什么时候达到了吃饱的程度，那就不需要储存太多能量，到那时，吃一个热量较高的披萨不仅不会使人发胖，还会让人觉得幸福！

　　请你试试下面的练习，尝试一下它能给我们的感官带来多少乐趣。

·美味体验的冥想练习（11号脚本）

你有没有非常喜欢哪种甜食，但是因为怕胖一直不敢吃？去买这种食物吧！从现在开始，无论你想吃什么都可以，前提是你要有意识地将这个享受美味的过程作为一种冥想体验。

首先，请你寻找一处安静的环境，让自己舒适地坐下来，品尝自己最喜欢吃的食物，比如巧克力夹心糖。怀着喜悦的心情慢慢打开包装袋子，拿出一块你想吃的巧克力夹心糖。先好好地观察它，然后剥开糖纸，闻闻它的味道。开始的时候睁着眼睛，然后把眼睛闭上，张开嘴巴，慢慢咬下一小块，感受它在你舌尖上融化。将它顶到上颚的位置，感受它怎样流淌开来，同时味道发生了怎样的变化。品尝糖果的甜和其他不同种类的香味——可可的苦，夹心的香气，感受包含在糖果中的所有的味道。现在，请你继续闭上眼睛，让糖果在口中继续融化，尽情地品尝它的味道，然后把它咽下去。

你可以打开下一块，如果你想吃，甚至可以用这种方法把一整包都吃完。不过吃完第一块之后，你的欲望应该就已经得到满足了。你现在明白，自己随时都能吃到想吃的东西，不必急于一时。

在探索感官新世界的过程中，你会收获许多的乐趣。

不要忘记细节

　　除了要进行深呼吸的基本需求之外，你还要想到那些像休息一样和吸烟绑定在一起的小细节，它们已经成了你的习惯。

　　举个例子，我想到的是你的手指，吸烟与其息息相关。过去，在吸烟的这些年里，在你通过吸烟来进行深呼吸时，手指已经习惯了要夹住什么东西，平时嘴巴也习惯了要衔着支烟的感觉。之前你吸烟时的这些小细节已经根深蒂固地融进了你的生活里，它们当然不是新习惯的核心部分——最重要的当然是深呼吸——但我们也要注意这些小事情。如果你觉得特别不习惯手指间没有夹着的东西感觉，只因为这样就让我们前面戒烟的努力功亏一篑，那可就糟糕了。你可以在手指间夹点儿什么东西，或者你可以想办法一直衔着点儿什么，别让嘴巴觉得空落落的——你可以找一个以前那种老式的烟嘴，需要的时候放在嘴里，满足这种习惯上的精神需求。不过这样做也有坏处，因为你没有完全抛弃吸烟的习惯，所以增加了复吸的风险，比如说在没有及时地找到烟嘴的时候。

运用身体中隐藏的能量通道

　　现在我向你介绍的这一方法建立在中国传统医学的基础上。中医认为我们的身体中遍布能量通道，也就是所谓的

"经络"，人体的生命能量"气"就是通过经络来运行的。在印度教和瑜伽中，这种能量被称为"生命的呼吸"或"生命的气息"。

这些能量通道连接着身体的各个部分，它在运行时有一些特定的点（穴位），刺激这些特定的点就能刺激到对应的身体部位。你应该知道针灸，它的疗效已经得到了现代医学的肯定，其原理正是上面所述的穴位刺激。有时候，我们并不需要像针灸治疗一样用针来扎，用力按压也有效果，这种办法被称为指压按摩。不过事实证明，有种方法的效果比按压好，那就是叩击相应的穴位。人们给这种方法起了许多名字，有些人称之为叩击按摩，有些则将其称作"EFT"，即情绪自由（Emotional Freedom Techniques）。我认为后者的形容比较恰当。这种方法指出，人们通过刺激穴位能够使自己不必被情绪上的需求所胁迫，因为这种刺激已经取代了那些情感需求。

举个例子，你可以用这种办法摆脱一定要在指间夹着或嘴里衔着什么东西的固有习惯，其他一些小问题也是如此。为此我制定了一个有趣的练习，如果你除了深呼吸之外还非常想夹着或衔着什么东西，可以来做做这个练习。

·叩击自己，放松下来（12号脚本）

这个练习也是从深呼吸开始的。请你用鼻子深吸气，用嘴巴呼气，然后再来一次，深深地吸气，呼气，不要忘记面带微笑！深呼吸五次，仔细地感受你的身体在这个过程中是怎样变得放松下来的。

——找到你经常用来夹住香烟的两根手指，通常是右手的食指和中指。

——用这两根手指叩击右侧眉毛的末端。如果你习惯用左手夹烟，就用左手的手指叩击左侧眉毛的末端（还有左半边脸的其他点）。当你叩击的时候，请你大声地说四次"放松"。

——然后请你换一个区域，用两个手指叩击外眼角，同时大声地说四次"放松"。

——现在请你移到眼睛下方，叩击颧骨的中央，同时大声地说四次"放松"。

——然后来到人中的区域，步骤相同。

——现在换到下唇下方的小坑处，重复叩击和喊"放松"的步骤。

——接着请你叩击胸骨，也就是两根锁骨中间凹陷处的正下方。

——最后还要叩击另一只手小指一侧的手掌边缘。

——不要忘记，叩击每个区域时都要说四次"放松"。

第一轮之后请你再进行第二轮，请首先叩击内侧眉头的区域，然后眼睛内侧，以此类推，之后再做第三轮、第四轮。

整个过程很快就会结束，而且效果非常明显。

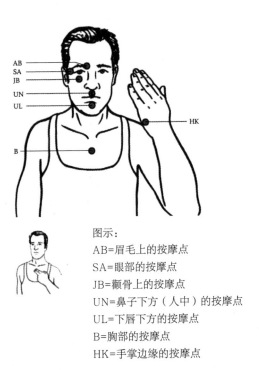

图示：

AB=眉毛上的按摩点

SA=眼部的按摩点

JB=颧骨上的按摩点

UN=鼻子下方（人中）的按摩点

UL=下唇下方的按摩点

B=胸部的按摩点

HK=手掌边缘的按摩点

全方位的放松

刚开始，你会觉得这种叩击次序有点奇怪，不过这个方法确实非常有效，它能够一次就刺激到脸上能协调全身的所有经络。你很快就会发现它的功效，吸烟时被忽视的身体感受重新活泛了起来。除此以外，你使用的是之前夹烟的手指，中间还涉及之前衔着香烟的唇部、肺所在的胸部——肺部也是你吞云吐雾的吸烟生涯中非常重要的身体部位。

上述的方法能够让人全方位的放松，这一点体现在以下多个方面：

首先在身体的层面上，叩击的动作本身就能够让人产生放松的感觉。如果看一下关于面部神经的解剖图，我们马上就能明白，面部叩击的点确实位于神经脉络上。叩击的动作会让这些神经发出放松的信号，紧接着这些信号会被传输给肌肉和组织，然后是我们的大脑。

第二个是心理层面，每个按摩点都涉及一种情绪功能，通过叩击行为能够使人在不同方面达成心理上的平衡。叩击眉毛能够减轻沮丧和无助的感觉，叩击眼部两侧能够帮助人们释放压抑的怒气，叩击眼睛下方的颧骨有利于缓解恐惧和焦虑情绪，叩击鼻子下方的人中能够消除尴尬，叩击下唇下方的小坑则可以减轻羞愧，叩击手掌边缘能够减少悲痛。你应该已经发现了，这里提到的种种情绪其实正是人们通过吸烟来寻求安慰的缘由。

位于两根锁骨中间凹陷处正下方的按摩点没有列入上面的清单中，因为它的作用有些特别：叩击这个地方不会产生情绪上的反应，而是会激活身体的免疫系统。胸骨下方有我们的胸腺，它属于身体淋巴系统的一部分。胸腺在儿童时期会发育得完整而强壮，但在成年后往往会缩小，活力也不如从前，而叩击按摩会将它重新唤醒。

第三个层面上，"放松"这个词对你的精神有好处，身体也会自动产生放松的反应。单凭这个词语本身就能不自觉地引起一连串的联想，让你想到一些令人放松的经历，比如从桑拿房里的汗蒸联想到午间小憩时的林间漫步，当然也会由此联想到放松的感觉。不过请你不要误解，你的脑海中不会浮现出这些回忆，因为所有的事情都只停留在潜意识的层面，这些无意中触发的回忆只是给你的潜意识提出了一些行动方面的建议，从而让你马上执行"放松"的指令。

最终的结果就是，你马上就会放松下来。等你完成叩击按摩后，如果突然产生了非常想去森林中散步的想法，或者想要烘烤糕点（如果这是你感到最放松的时候），请你不必感到惊讶。

在戒烟成功的初期阶段，我建议你至少每两个小时就做一次叩击按摩的练习，或者只要身体发出"我要呼吸"的信号时就做开始叩击。如果害怕别人指指点点，毁谤你是个疯子，你当然也可以找没有人的地方做练习，因为恐惧感会削弱练习的效果。当然，你也可以做到完全不受影响。我想告诉你的是，不要回避！毕竟你之前在公众面前都已经树立了烟民的形象，没有什么事是比自己主动吸入有毒的烟雾更疯狂的了，毕竟身体除了深呼吸之外本来没有其他需求。

　　请你每次都像之前一样进行深呼吸，面带微笑，然后再进行练习，这样你的身心系统就会习惯上面的练习，除了达成放松的效果之外，还能建立一个机制来调整吸烟模式中手指和嘴唇夹烟的习惯。

　　你会看到，运用这个方法将取得决定性的成功，你会获得前所未有的成就感。

　　请你练习好叩击的前后顺序，直到能够不假思索地做出整套动作。按摩练习的过程非常快，但你会因此而受益良多，变得轻松、自信、充满活力。你再也不会被臆想出来的心理需求所绑架了。

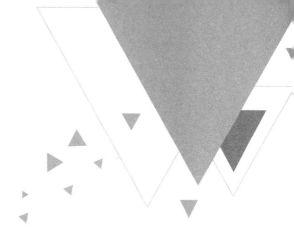

Chapter **14** >>>

为什么潜意识喜欢储藏？你要怎样准备一张安全网，以防止出现重蹈覆辙的情况？

戒烟后，刚开始的几个月你不但要追求生活上的享受，还应该继续想办法，让自己那根特别的天线转换到深呼吸模式，所以我建议你再练几个月的催眠，让你的潜意识在出现一些意外事件时——比如突然面临巨大的压力的时候——不至于重蹈覆辙，倒退回原来的吸烟模式上去。你的潜意识必须明白自己的重要使命，那就是它要在各种生活境遇中给你支撑。

当你把这本书中的章节依次读完，跟着做完所有的练习，你其实就已经在大脑中建立了一些新的神经连接，它们能够把你以前吸烟的习惯转化成新的深呼吸模式。不过想要一次性将之前建立的所有行为习惯完全删除是不可能的，我们的潜意识爱好收藏，干脆利落的断舍离不是它的风格，它的方针是："万一以后要用到呢？反正这里有的是空间。"

　　出现这种情况其实有生物进化学方面的原因。在漫长的进化过程中，人们学会了将曾经获得的技能长期储存起来，即使他们短期内并不会用到。以前我们的祖先们学着用矛打猎，这样的技能可以保障他们的生存，之后即使不再有这样的需要，打猎的技能还是存留了下来。这样的思维习惯保留到了现在，我们如果学会了骑自行车，哪怕之后许多年都没再碰过车子，也一样能够蹬起来就走。

　　正是因为这样，人们必须要发挥自己的聪明才智不断做出调整和改变，这样才能走出旧有行为模式的圈套。等你找到所有引发吸烟的习惯性诱因，然后通过其他更加吸引人的行为模式来替换掉旧有的行为习惯，我们才能够完全改变以前的坏习惯，慢慢地将其转换成有益的新习惯了。这样做唯一的难处是，这是一个过程，所谓过程，就是它需要时间才能完成。有了催眠的帮助，相当于你在前往潜意识的道路上乘坐了特快列车，这个过程所需要的时间会因此而大大缩短。你的潜意识在此期间也会受益于转换过程中的正面反馈，这种正面反馈是指你不仅确认了"我不吸烟"的事实，还亲自感受了拥有新的思想信念之后的生活。你在戒烟后所经历的每一天新生活，都会让你成为越来越坚定的无烟者。

防止你重蹈覆辙的安全网

你会期待自己从今之后不再吸烟，而潜意识会从你对自己的这种期待中获得支持，并通过不同的形式呈现出来。一个练习方法或催眠脚本不一定对所有人都有最好的效果，所以不要总是反复使用同一个方法或文本，而是要注意经常调换。这不仅能够增加乐趣，你尝试过的每一个拓展练习还会建立起新的神经连接，就像在不同的大脑区域织就了一张网，这张网织得越细密，你对自己已经成功戒烟的自我认知就会越牢固。

出于此，我现在再告诉你一个走进潜意识的催眠方法，也就是所谓的"宣告"，我在诊所里治疗客户时多次使用过这个方法。

宣告需要将一些积极有效的话语和信息储存到潜意识中并锚定。它不同于使用第二人称的催眠脚本，文本中的描述会以第一人称的视角进行，所以我们会说，这是一种清晰的观念表达，它可以产生强大的牵引力。

或许你很快就能开始进行自我宣告，又或许你刚开始的时候还要一点时间才能适应，然后才能完全接受它，不管怎样，你需要先尝试。

宣告的效果非常明显，它不会花费你太多时间。准备开始新的一天之前，或者晚上躺在床上临睡的时候，你都可以做一下宣告。如果你大声朗读并把声音录下来，就可以把它存在手机里，跑步或健身的时候也能边锻炼边听。你也可以像在上文中使用催眠文本那样，"仅仅"是阅读它，如果可能的话，我推荐你大声地反复朗读每一句话。更有效的办法是你在朗读的时候站在一面镜子前，深深地凝视着自己的眼睛。通过这样做，你相当于给了自己一个承诺。请你在这个过程中把双手放在胸前或腹部，感受你的声音在身体中引发的共鸣。

如果你正好在一个不能大声念出宣告的地方，请在心里不断地来回默念。为了能达到最好的效果，请你倾注自己的感情，在内心深处好好感受念的每一句话，将它们在想象的世界中呈现出来，让身体的每一寸都能够感受到涌出的新能量。所有的事物都由能量组成，并有具体的外在表现形式，我们可以看到真实的案例，请你回忆一下变长的手指那个练习。通过积极的宣告，你可以将自己的潜意识变成充满力量的磁铁，由此产生的磁场能够使生活发生积极的变化，你的期待会成为事实。

请你尽可能找一个可以放松的地方，空间不能太狭窄，你要站在那里，不要睡着，调整到舒服的姿势。这时你也可以点燃蜡烛、播放轻音乐来作为辅助，因为它们能够帮助人们将脑电波转换成阿尔法脑波。

请全神贯注地朗读下面的宣告文本。

我的宣告：我不吸烟

·宣告（13号脚本）

随着每一次深呼吸，我正在变得更加幸福，身体变得更加健康。

随着每一次深呼吸，我正在变得越来越放松。

随着每一次深呼吸，我正在变得越来越幸福。

随着每一次深呼吸，我正在变得越来越放松。

随着每一次深呼吸，我正在变得越来越幸福。

我觉得自己越来越自由。

呼吸意味着生活。

呼吸意味着存在。

呼吸意味着放松。

我是个无烟者。

我不吸烟。

我感到浑身充满能量，

完全被调动了起来，

灵感被激发，

我的身体正在使用这些能量。

我不吸烟。

我发自内心地原谅过去的一切，
原谅曾经伤害过我的事情。
我完全地接纳自己，
接受自己本来的样子。
我和自己在一起，感到非常安全。
我完全接纳自己的身体。
每一天，每一秒，
我都在做智慧而健康的决定。
随着每一次深呼吸，我正在变得越来越健康。
随着每一次深呼吸，我正在变得越来越幸福和自由。

呼吸意味着生活。
呼吸意味着存在。
呼吸意味着放松。

我是个无烟者。
我不吸烟。

我坚信，身体有自己的智慧。

我享受健康，

并将自己的身体视为无价之宝，

每天都是如此。

我享受自己的生活，

每天都很关爱自己的身体。

我明白，

宝贵的身体会帮助我，

将各种各样的想法变成现实。

我很爱自己，

把自己当作生活中最珍贵的宝贝。

我值得一份健康的生活，

值得被爱。

我知道，

身体是心灵最好的住所。

我值得好好生活，

在生活中体验满满的爱。

我用自己的思想，创造真实的生活。

我会创造属于自己的生活。

随着每一次深呼吸，我正在变得越来越健康。

随着每一次深呼吸，我正在变得越来越幸福和自由。

呼吸意味着生活。

呼吸意味着存在。

呼吸意味着放松。

我是个无烟者。

我不吸烟。

或许你会问：怎么在文本中使用了否定词？有一种假设非常流行，意思是说潜意识无法理解如"不"之类的词语，并且会将它们从心理暗示的语句中过滤出来，这样潜意识接收到的心理暗示会突然变成原句的反面，然而这种说法并不正确。作为催眠治疗师，我自己就会有规律地使用一些效果很好的否定词，比如"不要弯曲你的胳膊""不要让你的手指分开"或者"你不吸烟"。

只有那些具有强烈画面感的否定表达对我们的潜意识来说才会很难执行。如果我说："请你不要去想一辆黄色的邮政运输车。"听众不可能做到不去想黄色运输车。与强烈的画面感相比，"不去想"就显得力量微弱了。所以你现在应该明白了，我们要始终根据具体的情况来看问题。

怀旧陷阱：以前的一切都比现在好？

每个人都会有垂头丧气的时候。当生活中有些事情进展得不顺利，或是阴沉沉的天气让人心烦意乱，或是感到压力巨大，我们的潜意识常常就会打开怀旧的聚光灯，在墙上投映出一行大字："以前的一切都比现在好。"在这种时候，刚戒烟的人有可能会重新想念之前吸烟的岁月。

如果你碰到了这种情况，请不要担心，这都是正常的。如果你在这种情况下吸了一支或者两三支烟，不要想得太坏，除非你觉得自己已经不可救药，它才可以被称为一个错误。请你想一想，吸烟并不能让人上瘾！也就是说，即使你又吸了一支或几支烟，也可以从当下重新开始，以后再不吸烟。

当然，最好是不要让事情发展到那一步，所以在这些容易彷徨的日子里，我会让客户们牢牢记住一个练习，它往往能够力挽狂澜，把你从怀旧的陷阱中拉回来，及时拦住你去便利店买烟的脚步。

·动机挽救的四个步骤

请你找一张纸，在上面画出四个竖栏。

第一栏上写下让你觉得无烟生活非常困难的那些想法，比如"现在我真的需要来一支烟"。

　　第二栏写下你害怕出现的后果——如果你意志不坚，屈从了一时的欲念，最坏的情况下会发生哪些事。这里有一点很重要，要做到理性客观的认知。你可以写："如果我现在吸一支烟的话，我会对自己再次倒退回过去的行为感到失望。"

　　第三栏可以用总结前两栏的方法来去除消极思维的影响。举个例子，你可以写："我不吸烟，因为我不想重新回到过去的生活。"

　　第四栏中，你可以用一种鼓励的态度将动机说明从否定的消极表达转换成肯定的积极表达，比如"我现在要喝一杯茶（或者根据时间长短、个人喜好，写下去大楼周围走一走、做一套瑜伽练习、去蒸个桑拿等），因为我想做一个快乐的无烟者"。

　　当你突然觉得自己想要吸烟但还没来得及找出一支烟来放在嘴里时，做这个小练习会对你有所帮助，它会消解掉你想要吸烟的冲动。

·带来幸福的抽奖游戏

　　为了始终能够执行第四栏中你给自己列举的各种行动计划，我们建议你要及时做好准备，"及时"的意思是在你被想要吸烟的冲动征服之前。带着你的笔记本，找个地方坐下，按照以往的经验，把能让自己感觉快乐或满足的所有行为写下来。

请你再想一下，你在第一章经历了哪些事情？当我们所做的事情在进化的角度上与生命和种族存续相关时，身体会自然释放出"快乐激素"，这包括肢体活动、性生活、良好的饮食、社交活动、恢复与放松。我们可以把这些能够带来幸福感的种种事项列出一张清单，比如下面这样：

——去散步；

——给朋友打电话；

——在泡澡时读书；

——烤蛋糕；

——做足疗；

——静静地煮一杯手磨咖啡；

等等。

请你把它做成一个抽奖游戏，写下对你个人来说能够带来幸福感的事情，将每一件事都记在一张小纸条上，然后揉成纸团，之后每当你想要做点什么不太健康的事情时——想抽一支烟，或者想开一包薯条——请你摸一个纸团，然后执行上面的指示。完成之后，你很有可能就忘记了原来想干的事儿，说不定还会问：我刚刚想干什么来着？

用思想上的柔术使压力失效

压力是巩固戒烟成果的最大敌人之一，它向我们的潜意识释放出"时间紧迫"的信号，而进行思想分析需要时间，所以它会使我们无法思考，我们的意识完全处于自动航行状态，潜意识掌握了主导权。听起来或许还不错，毕竟潜意识是我们一直想要交流的对象，但实际上并不是这么回事。压力太大时，潜意识的防御墙会变得更厚，它无法对新事物敞开，还会倒回到之前的旧习惯上去，而且是很久很久之前的老习惯。如果你成为无烟者后新建立的行为模式还不能完全替代以前吸烟时旧有的行为模式，压力过大时就有可能会出现你想要极力避免的情形。

为了不让事情发展到那个地步，最重要的当然是别让自己承受过多的压力。然而我们也知道，这并非一直都能得到保证。有时候压力会毫无预兆地突然来临，超出我们能够承受的限度，如果我们能够学会将压力处理到无害的程度，自动将压力转换成一种放松的经历，在这种时候就会非常有用了。从本质上来说，我们就像一个柔术选手，利用攻击者的能量，自己不花费力气，又能有效地进行防御。

正是为了这个目的，我研究出了一个可视化的冥想练习，这个练习经常被用在我的讲座中，而且取得了巨大的成功。之前我已经向你讲述过怎样不受扰乱注意力的杂音影响，甚至利用它们进入更加放松的状态，这里要讲的可视化冥想练习也有类似的作用。在这个过程中，请你先把这些压力想象成一束绚烂的烟火，然后借助幻想将它变成一种令人放松的体验——这样压力反而会变得使人放松。如果你在一段时间内经常定期进行练习，就能够形成对压力的自动处理机制，不论什么时候突然有高压情况发生都会化险为夷。这意味着重蹈覆辙的危险系数降低了，同时你的生活质量也会大幅度提升。长期高压是引发许多病症的元凶之一，它也会影响人际关系，让人在过马路时也无法集中注意力，让我们失去生活的乐趣。

为了做好练习前的准备工作，请你先考虑一下，哪种颜色让你觉得特别放松。请想象一道彩虹，你正在穿越它七彩的光晕。等你穿过了它，会找到一种让你感到放松的声音，有可能是溪水流淌的潺潺声，有可能是雨打窗户的噼啪声，有可能是田野牧牛的铜铃声，还有可能是一支柔缓的爵士或古典乐曲，听起来似乎耳熟能详，能够唤醒心底深处的感知。驻留一会儿，仔细聆听这种声音。

等你找到了让自己感到放松的颜色和声音，我们的准备工作就做好了。请你在此次练习之前做一下艾尔曼归纳法或呼吸冥想法练习。如果你有自己的录音或者有让别人帮你读催眠文本的条件，也可以进行一次倒数的催眠练习。此处请以第十二章的催眠文本（开头第一句话为"呼吸"）作为模版。

如果你想要自己朗读并录音，或者想让别人帮你读文本，请再次阅读下面的内容。

· *烟花（14号脚本）*

请闭上眼睛。

放松。

想象出属于你的颜色，让你感到放松的颜色。

想象你正坐在一个白色的房间里。

墙壁是白的，

地板是白的，

你坐的椅子是白的。

请你环视一下这个房间，

在里面你觉得很自在。

你听到了说话的声音。

每听到一次，你就觉得在房间里更加舒适。

（听到我说的每个字，你都会觉得自己变得更放松。）

现在你在四周的墙上突然看到了美丽的投影，

是烟花的投影，

烟花的颜色是彩色的。

现在烟花炸开的响声也出现了。

声音很大，噼里啪啦，就在你的周围响起，

烟花就在你身旁炸开，绽放出各种颜色。

你注视着这烟花。

它的声音越来越大，一片喧哗，不断地炸开。

美丽的烟花，然而又声音嘈杂。

它不断炸开，噼里啪啦。

现在请你想象，想象烟花的颜色发生了变化。

它慢慢变成了一种颜色，那种让你觉得放松的颜色。

想象它具体的模样。

烟花还在炸开，现在只有这一种颜色。

你的周围现在只有这一种颜色。

它还在炸开，但是你身边只有这种让人觉得放松的颜色。

一种舒适而松弛的感觉涌上你的心头。

现在请你想象，烟花的声音也发生了变化。

它不再发出噼啪的嘈杂声，而是你喜爱的声音，

那种能让你觉得放松的声音。

烟花绽放出让你觉得悦目的颜色，
发出让你觉得放松的声音。

现在想象，你喜爱的颜色和声音从四周的墙上发散出来，
充满整个房间，
然后进入你的体内。

放松的感觉、喜欢的颜色、喜爱的声音，
这些充盈着你的整个身体。
你现在感觉到，
自己开始发光，
发出的光是能让你放松的颜色。

感受悦耳的声音在你身体里响起，
你变得越来越放松。
你正在释放出美丽而悦目的光。

你感到自己的大脑越来越清醒，
并处于完全放松的状态。
你的精神和身体都非常轻松，
发光的身体里回响着让人放松的声音。
完全放松的状态，

轻盈而清醒。

当你还在散发着光芒和声音时，
看见身体外面的烟花重新又变成了彩色，
身体外面又开始出现了噼啪的爆炸声，
但是你感觉得到，你的体内仍然是那种颜色，
仍然是那种声音。

从这一刻起，你就知道，
即使你周围还有吵闹的烟花在爆炸，
发出刺耳的声响，
你还是安静而放松地发出自己的光。

你感觉得到，自己非常放松，
思维非常清晰，
心中的声音悦耳而放松。

现在你周围的爆炸声更响了。
你在自己的颜色里，感觉此时变得更加放松。

你周围的烟花慢慢消散，
声音与火光渐慢渐熄。

而你还停留在自己的颜色和声音之中。

当周围的烟花变少的时候，
你身体中的颜色和声音也在消退，
光芒变弱，声音变轻，
直到回到原来的状态，
你仍然安静地坐在白色的房间里。

从现在开始，每一次被困在高压的环境中，
就像烟花在你身边不停地爆炸一样，
你一定要闭上双眼，再次感受，
感受自己怎样散发出自己的光芒，
感受身体内让人放松的声音在回响，
感受你处于完全放松的状态中。

现在开始我要数三个数，
数到三时马上睁开你的眼睛，
回到你真实所处的环境，
你会感觉非常自在，
非常放松，
精神焕发，
充满能量。

一，深呼吸，感受氧气充满了身体。

二，脉搏和血压恢复正常。

三，睁开眼睛，舒展身体。

后记

你自由了！

亲爱的读者们，

你还记得第二章的第五个问题吗？当时我问你为什么想戒烟。请再次把陪伴你走过了这本书整个练习过程的笔记本拿来，现在划掉"我想做一名无烟者，因为……"这句话，然后在上面用加粗的字体写下：

我是一名无烟者！

是的，你现在是一名真正的无烟者了！在以后的生活中你再也不会想要吸烟，因为你明白，它只和呼吸有关。不过你通过这本书完成的事情不止如此，生活的掌控权又重新回到了你的手中。

你得到了自由，充分的自由。

身体想做的事情——最重要的首先是呼吸——你可以不必再借助其他物品，不必再花一块钱就能随时随地做到。你不需要再去饭店或酒馆的阳台上站着吹冷风，就算在挤满观众的电影院里你也可以尽情地呼吸。你不必再担心租住的房间墙壁会发黄变色，也不用担心衣服上会有难闻的味道。你还会省下一笔钱，算下来数年内大概会有几万块，这些钱可以用在孩子们的教育上，或者作为你自己的旅行资金、艺术专款、配备摄影设备的专项费用，花在你一直喜欢的其他东西上。

对于你的朋友、家人和周边环境中的所有人来说，你是一个特别棒的榜样。不仅是因为你戒烟上的成功，也是因为你让所有人看到了"有志者事竟成"这句话的真实范例。你全靠自己就完成了这一切，除此之外，没有其他任何强大的力量给你提供过帮助。这是一种非常珍贵的体验，它也会影响到你生活中的其他方面。如果你非常想做什么事，就能够做出一些改变。你只需要下定决心去做它就可以了，创造生活只能依靠自己的双手，这份认知是你在戒烟过程中获得的一个宝贵的礼物。

客户们经常来我这里讲述，他们想要戒烟的决定引发了哪些积极事件，比如结婚的妇人突然戒烟了，于是她的孩子们从来就没有吸过烟。这样做是在挽救生命。你也可以挽救生命，当然，你首先帮助到了周围和你一起生活的人们，没有人应该吸你的二手烟，没有人应该为你吸烟引发的后果而担心。

这么多好事会发生！

你所做的一切只是呼吸。放松意味着深呼吸，这一点你已经明白了。清醒的思考意味着大脑需要更多的氧气，你的身心系统、意识和潜意识，都知道这一点。这几乎就是个奇迹。以后每一次，当你的身体呼唤"喂，我要呼吸"，你就会知道自己要做什么，重要的是，你知道自己能做什么。

请你去做，你能够做到，你是一位无烟者。

如果有人好奇地问："为什么你不再吸烟了？"那就请你直接说："为什么不吸了？因为我不吸烟。"

"你为什么戒烟？"

"为什么戒烟？这与任何人都没有关系，只是因为我想。"

我感到非常开心，能够帮助你踏上一条更加健康、自信、满足、美好和自由的生活道路。不过请你要一直牢记：所有的一切都是由你完成的。是你自己，而不是我为你做了这些事情。你是个英雄！英雄！你完全可以为自己感到自豪！

衷心感谢你专注的阅读，祝愿你拥有长寿、健康、自信的生活，一份无烟的美好新生活。

你的扬·贝克尔

文
献
推
荐

———
———

Abel, Millicent H. : *An Empirical Reflection on the Smile.* Edwin Mellen 2002

Alam, Murad ; Barrett, Karen C. et al. : *Botulinum toxin and the facial feedback hypothesis : can looking better make you feel happier?* In : Journal of the American Academy of Dermatology, Vol. 58, Nr. 6, 1061—1072, 2008 ; doi : 10.1016/j.jaad.2007.10.649

Alexander, Bruce : *The Globalization of Addiction : A study in poverty of the spirit.* Oxford University Press 2010

Alpert, Hillel R. ; Connolly, Gregory N. ; Biener, Lois : A *prospective cohort study challenging the effectiveness of population-based medical intervention for smoking cessation.* In : Tobacco Control, 22 (1), 32—7, 2013 ; doi : 10.1136/tobaccocontrol-2011-050129

Becker, Jan : *Das Geheimnis der Intuition. Wie man spürt, was man nicht wissen kann.* Piper 2014

Becker, Jan: *Du kannst schaffen, was du willst. Die Kunst der Selbsthypnose.* Piper 2015

Becker, Jan : *Du wirst tun, was ich will. Hypnose-Techniken für den Alltag.* Piper 2012

Coué, Émile : *Autosuggestion. Wie man die Herrschaft über sich selbst gewinnt.* AT Verlag 2012

Crawford, Helen Joan ; Allan, Steven N. : *Paired-associate learning and recall of high and low imagery words : moderating effects of hypnosis, hypnotic susceptibility level, and visualization abilities.* In : American Journal of Psychology, 109 (3) : 353—372, 1996 ; doi : 10.2307/1423011

Doherty, Martin J. ; Campbell, Nicola M. ; Tsuji, Hiromi et al. : *The Ebbinghaus illusion deceives adults but not young children.* In : Developmental Science, Vol. 13, 714—721, 2010 ; doi : 10.1111/j.1467-7687.2009.00931.x

Duhigg, Charles : *Die Macht der Gewohnheit.* Berlin Verlag 2012

Esch, Tobias : Die Neurobiologie des Glücks : *Wie die Positive Psychologie die Medizin verändert.* Thieme 2011

Hanussen-Steinschneider, Erik Jan : *Das Gedankenlesen/Telepathie.* Walheim-Eberle 1920

Hari, Johann : Chasing The Scream : *The First and Last Days of the War on Drugs.* Bloomsbury USA 2015

Hofer, Sonja B. et al. : *Experience leaves a lasting structural trace in cortical circuits.* In : Nature, 10, 2008

Krämer, Tanja : *Schaltkreise der Motivation.* Zu finden auf : https ://www.dasgehirn.info/denken/motivation/schaltkreise-der-motivation-986

Robins, Lee Nelken ; Davis, Darlene H. ; Goodwn, Donald W. : *Drug use by U. S. Army enlisted men in Vietnam : a follow-up on their return home.* In : American Journal of Epidemiology, 99 (4), 235—249, 1974

Robins, Lee Nelken : *Vietnam veterans' rapid recovery from heroin addiction : a fluke or normal expectation?* In : Addiction, 88,

1041—1054, 1993

Schein, Edgar H. : *The Chinese Indoctrination program for prisoners of war.* In : Psychiatry, 19, 149—172, 1956

Stead, Lindsay F.; Perera, Rafael et al. : *Nicotine replacement therapy for smoking cessation.* In : Cochrane Library, 2012 ; doi : 10.1002/14651858.CD000146.pub4.

Watzlawick, Paul ; Beavin, Janet H. ; Jackson, Don D. : *Menschliche Kommunikation, Formen, Störungen, Paradoxien.* Huber 2011

Wilson, Frank R. : *Die Hand. Geniestreich der Evolution.* Klett-Cotta 2000

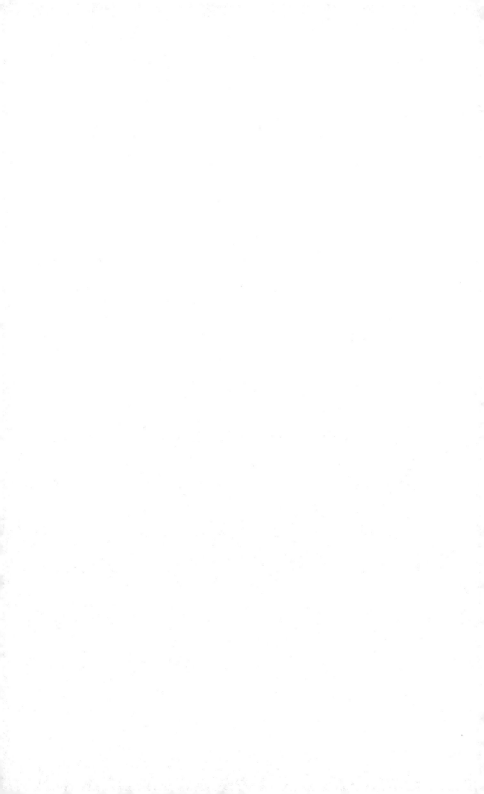